Johannes Wilkens, Annette Kerckhoff
Parkinson

Was tun bei ...

# Parkinson

## Selbsthilfe und Komplementärmedizin

Johannes Wilkens, Annette Kerckhoff

*unter Mitarbeit von Hildegard Schröder*

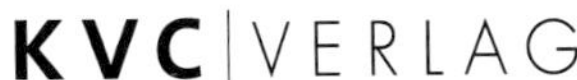

KVC Verlag | NATUR UND MEDIZIN e. V.
Am Deimelsberg 36, 45276 Essen
Tel.: (0201) 56305 70, Fax: (0201) 56305 60
www.kvc-verlag.de

**Wilkens, Johannes; Kerckhoff, Annette**
Parkinson – Selbsthilfe und Komplementärmedizin

**Wichtiger Hinweis**: Jede Dosierung oder Applikation erfolgt auf eigene Gefahr des Benutzers. Geschützte Warennamen (Warenzeichen) werden nicht besonders kenntlich gemacht.

ISBN 978-3-96562-052-0

3., bearbeitete Auflage
Fotos S. 46, 48, 54: Frederik Betsch



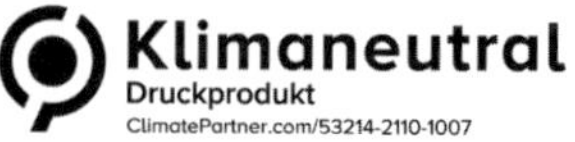


Umschlaggestaltung: eye-d Designbüro, Essen
Druck: Margreff Druck, Essen

# Inhalt

## Selbsthilfe und Komplementärmedizin 25

## Die ärztliche Therapie 77

# Einleitung

Parkinson ist eine der häufigsten neurologischen Erkrankungen der westlichen Welt: Im Durchschnitt erkranken 10 von 1000 Menschen daran, bei den über 65-Jährigen sogar 18 von 1000. Parkinson ist daher eine wichtige und ernstzunehmende Alterserkrankung. Da heutzutage die Bevölkerung immer älter wird, wird auch die Zahl der Erkrankten aller Voraussicht nach weiter zunehmen.

Die Krankheit ist durch Veränderungen im Gehirn gekennzeichnet: Ein bestimmter Bereich degeneriert, verkümmert. Dies führt zu einer Verminderung des in diesem Gehirnbereich produzierten Neurotransmitters Dopamin. Neurotransmitter sind chemische Substanzen, die eine entscheidende Rolle bei der Übertragung von Nervenimpulsen spielen.

Entsprechend sieht die konventionelle Therapie als wesentlichen Baustein die medikamentöse Zufuhr von Dopamin in Kombination mit anderen Arzneimitteln vor. Man verabreicht Vorstufen des Dopamins, die im Körper zu Dopamin verstoffwechselt werden.

Diese Medikamente werden auf Dauer, also bis zum Lebensende, eingenommen.
Wir stellen im vorliegenden Ratgeber ergänzende Therapiemöglichkeiten vor, durch welche die körpereigenen Regulationsvorgänge verbessert werden können. Unterstützende Therapieverfahren aus dem Bereich der Komplementärmedizin haben einen wichtigen Stellenwert: Sie ermöglichen eine Reduzierung der chemisch-synthetischen Medikamente und eine Verbesserung der Lebensqualität.
Wir betrachten die Erkrankung aus unterschiedlichen Perspektiven und geben Hilfestellungen für Betroffene. Die Maßnahmen, die sich aus dem Bereich der Komplementärmedizin zur unterstützenden Behandlung von Parkinson bewährt haben, lassen sich in zwei Bereiche untergliedern: Zum einen Selbsthilfemaßnahmen und Maßnahmen der Lebensstilveränderung, welche die betroffenen Patienten selbst durchführen können, zum anderen ärztliche Maßnahmen aus der Homöopathie und der Anthroposophischen Medizin.
Die Möglichkeiten der Lebensstilveränderung und Selbsthilfe nehmen im vorliegenden Ratgeber einen besonderen Stellenwert ein. Wir möch-

ten bewährte Selbsthilfemaßnahmen für Betroffene und Angehörige vorstellen und Mut machen, selbst aktiv zu werden. Dies liegt nicht zuletzt daran, dass ein wesentlicher Anstoß für die Herausgabe dieses Ratgebers die Erfahrungen von Frau Schröder, 25 Jahre lang Leiterin der Parkinson-Selbsthilfegruppe Hof, waren. Herr Schröder litt viele Jahre an Parkinson und konnte durch zahlreiche Selbsthilfemaßnahmen und unterstützt von seiner Frau seinen Zustand lange Zeit stabil halten. Sein Beispiel zeigt, wie wichtig und vor allem, wie erfolgreich Eigeninitiative bei dieser Erkrankung sein kann.
In über vierzehnjähriger Zusammenarbeit mit der Selbsthilfegruppe Hof hat der Autor als homöopathisch-anthroposophischer Arzt ein Therapieschema entwickelt, das ab Seite 77 näher beschrieben wird und ebenfalls begleitend eingesetzt werden kann.

Das vorgestellte Therapieschema eignet sich nicht zur Selbstbehandlung. Bitte besprechen Sie es mit Ihrem Arzt.

Der vorliegende Ratgeber greift auch auf weitere Quellen zurück: Dr. Christoph Garner, Neurologe und ehemaliger Chefarzt der KWA Klinik

Stift Rottal in Bad Griesbach, hat freundlicherweise das einführende Kapitel über Parkinson gegengelesen. Sven Ehrich, Heilpraktiker, Masseur und medizinischer Bademeister in Bad Nauheim, hat einen Beitrag über die ganzheitliche physikalische Therapie geschrieben. Eine Literaturrecherche zum Stand der Forschung zu komplementärmedizinischen Verfahren bei Parkinson ist ebenfalls in den Text eingeflossen.

Parkinson ist eine Erkrankung, die mit der Degeneration bestimmter Areale im Gehirn in Verbindung steht und daher nach einer schulmedizinischen medikamentösen Therapie verlangt. Sie ist aber auch eine Erkrankung, die den ganzen Menschen betrifft und daher ganzheitlich behandelt werden sollte.

Es gibt zahlreiche Möglichkeiten, den Verlauf der Erkrankung, die Symptome und das subjektive Wohlbefinden positiv zu beeinflussen. Wir möchten Ihnen Mut machen, bei der Diagnose Parkinson, die Möglichkeiten der Komplementärmedizin zu nutzen, Kontakt zu Selbsthilfegruppen aufzunehmen und selbst auszuloten, welche der vorgeschlagenen Maßnahmen Ihnen oder Ihren Angehörigen guttun.

# Die Parkinson-Krankheit

Die Parkinson-Krankheit ist eine langsam fortschreitende Erkrankung des Nervensystems. Betroffen sind bestimmte Bereiche im Gehirn, die für die Kontrolle von Bewegungen zuständig sind. Benannt ist die Parkinson-Krankheit nach dem englischen Arzt Dr. James Parkinson. Er beschrieb sie zum ersten Mal im Jahr 1817 in dem Aufsatz „An Essay on the Shaking Palsy".

In der medizinischen Fachsprache wird von Morbus Parkinson gesprochen. Auf Deutsch heißt die Parkinson-Krankheit auch „Schüttellähmung", im Lateinischen als *Paralysis agitans* bezeichnet.

Von einem **primären Parkinson** wird gesprochen, wenn die Parkinson-Krankheit nicht Folge einer anderen Erkrankung ist. Dies ist bei etwa 70–80 % der Patienten der Fall. Konkret bedeutet dies: Die schwarze Substanz im Gehirn geht zugrunde, man weiß jedoch nicht, warum.

Bei den verbleibenden 20–30 % der Patienten sieht dies anders aus. Sie leiden auch an den für Parkinson typischen Symptomen, im Gegensatz zu den Patienten mit primärem Parkinson gibt es jedoch eine klare Ursache. Als Ursache kommen andere Erkrankungen des Nervensystems und des Gehirns wie z. B. Gehirnentzündungen, Gehirnverletzungen oder Gehirntumoren in Frage. Dieser Parkinson wird entsprechend als **sekundärer Parkinson** bezeichnet. Daneben können Medikamente, Vergiftungen und auch einige andere seltene Krankheiten einen sekundären Parkinson auslösen.

# Diagnose

Die Diagnose Parkinson wird durch die typischen klinischen Zeichen gestellt:

- Rigor = Muskelsteifheit
- Ruhetremor = Muskelzittern in Ruhe
- Bradykinesie bis Akinesie = Bewegungsverlangsamung bis Bewegungslosigkeit

Im Zweifel können noch spezielle bildgebende Verfahren durchgeführt werden: Computertomographie (CT) und Magnetresonanztomographie (MRT).
Der Verdacht auf einen Parkinson lässt sich mithilfe des L-Dopa-Tests erhärten. Dies bedeutet, dass dem Patienten die in der Therapie des Parkinson üblichen Mittel, welche das fehlende Dopamin ersetzen (L-Dopa), verabreicht werden. Bessern sich unter der Medikamentengabe die Beschwerden, ist dies ein Hinweis darauf, dass ein Parkinson vorliegt.

| Um die Diagnose Parkinson endgültig zu sichern, ist es von besonderer Bedeutung, einen Neurologen aufzusuchen, der Erfahrung in diesem Bereich hat. |
| --- |

# Ursachen und Entstehung

## Dopaminmangel

Beim Parkinson kommt es zur Degeneration (Verkümmerung) einer bestimmten Region im Gehirn: der so genannten *Substantia nigra,* der „schwarzen Substanz“. Dieser Bereich ist für die Produktion eines Neurotransmitters, d. h. eines Überträgerstoffes zwischen Nervenzellen, verantwortlich: des Dopamins. Dopamin spielt eine herausragende Rolle bei der Übertragung von Bewegungsimpulsen und der Steuerung von Bewegungsabläufen. Daneben ist es für emotionale und geistige Reaktionen von Bedeutung und Bestandteil des körpereigenen Belohnungssystems. Der Mangel an Dopamin führt zu Störungen im Bewegungsablauf. Unwillkürliche Bewegungen sind die Folge: Zittern, mangelndes Abbremsen einer Bewegung, Auf-der-Stelle-Treten, fehlender Widerstand etc. Dopaminmangel kann auch eine Depression auslösen.

Die Degeneration der dopaminproduzierenden Zellen im Gehirn wird sehr lange vom Körper ausgeglichen: Erste Symptome treten erst auf, wenn bereits 50–60 % der Nervenzellen in der *Substantia nigra* zugrunde gegangen sind. Dies ist auch der entscheidende Grund, warum sich in der Regel ein Morbus Parkinson nicht ausheilen lässt. Es fehlt schlichtweg an Nervensubstanz!

## Acetylcholinüberschuss

Neben dem Dopamin ist für Parkinson ein weiterer Überträgerstoff von Bedeutung: das Acetylcholin, der „Gegenspieler“ des Dopamins. Acetylcholin und Dopamin sollten im Organismus in einem Gleichgewicht stehen. Kommt es zu einem Mangel an Dopamin, überwiegt das Acetylcholin. In der konventionellen Therapie wird daher nicht nur Dopamin (in einer Vorstufe) zugeführt, sondern auch das Acetylcholin medikamentös gesenkt.

## Von der Bauch- zur Kopfkrankheit

Lange Zeit galt die Degeneration der *Substantia nigra* als wesentliche Ursache von Parkinson. In den letzten Jahren wurde infolge neuerer Forschungsergebnisse deutlich, dass die *Substantia nigra* zwar ein wesentlicher, nicht jedoch der

einzige Bereich des Nervensystems ist, der beim Parkinson betroffen ist.
Offenbar degenerieren sogar zunächst Nervenzellen des Verdauungstraktes. Dies erklärt auch die vielfältigen vegetativen Missempfindungen der Patienten (Magenprobleme, Verstopfung, Missempfindungen am Leib, Steife der Arme). Früh kommt es (vermutlich aufsteigend aus dem Verdauungstrakt) zu einer Degeneration von Gehirngewebe, wobei hier erst der so genannte Vaguskern am Ende des zum Verdauungstrakt führenden Vagusnervs betroffen ist, später die *Substantia nigra* und andere Kerngebiete insbesondere im Mittelhirn, schließlich aber auch Gebiete der Gehirnrinde.
Damit ist der Morbus Parkinson eine komplexe Erkrankung, die eigentlich im „Bauch" beginnt und erst sekundär zu einer „Kopfkrankheit" wird. Dies erklärt, warum in der ganzheitlichen Therapie des Parkinson die Gabe von Dopamin nicht ausreicht.

## Stoffwechsel und Umweltgifte

Mittlerweile geht man zudem davon aus, dass mehrere Faktoren bei der Ursache des primären

Parkinson zusammenspielen, z. B. Störungen im Eiweißstoffwechsel, der Einfluss von im Körper selbst produzierten Giftstoffen und ihrem gestörten Abbau, eine gestörte Entgiftungsfunktion oder der Einfluss von oxidativem Stress*. Schon lange diskutiert wird der Einfluss von Umweltfaktoren, z. B. von Schadstoffen wie Pestiziden, bestimmten Lösungsmitteln, Kohlenmonoxid, Mangan oder Schwermetallen wie Quecksilber. Durch Studien ist inzwischen der Zusammenhang von Morbus Parkinson und Pestiziden gesichert. Insofern kann der Morbus Parkinson durchaus als „Umwelterkrankung" bezeichnet werden.

## Veränderung der Blut-Hirn-Schranke

Nicht unerwähnt bleiben soll in diesem Zusammenhang die so genannte Blut-Hirn-Schranke. Sie wird durch ein porenloses Gewebe als Innenauskleidung der feinen Blutgefäße gebildet, die das Gehirn mit sauerstoffreichem Blut versorgen. Ihre Aufgabe ist es, schädliche Substanzen

---

* Oxidativer Stress entsteht, wenn bestimmte Sauerstoffverbindungen (freie Radikale) überhandnehmen und die Zellen schädigen.

vom Gehirn fernzuhalten. Durch Bakteriengifte, Fieber, Sauerstoffmangel und verschiedene Medikamente kann die Blut-Hirn-Schranke verändert werden. So werden verschiedene Substanzen, die die Blut-Hirn-Schranke möglicherweise passieren können, als Ursache von Parkinson oder Alzheimer diskutiert.
Die Blut-Hirn-Schranke ist auch dafür verantwortlich, dass in der Parkinson-Therapie eine Vorstufe des Dopamins eingesetzt wird, denn Dopamin selbst kann die Blut-Hirn-Schranke nicht passieren. Die Vorstufe L-Dopa jedoch gelangt ins Gehirn und wird hier zu Dopamin umgewandelt.

# Symptome

## Erste Anzeichen

Der Beginn der Erkrankung ist schleichend. Im Vorläuferstadium kann es zu zahlreichen Symptomen kommen, die sich **nicht** auf den Bewegungsapparat beziehen: z. B. Unwohlsein in den Beinen und Füßen, einseitige Muskelschmerzen, aber auch depressive Verstimmungen und Vitalitätsverlust sowie Riechstörungen. Diese können schon ein erstes Zeichen der Erkrankung sein. Recht früh fällt auch eine „Steife" in den Schultergelenken auf.
Wie weiter oben erwähnt, sind die klassischen Symptome des Parkinson Ruhetremor, Rigor und Bradykinesie bis Akinesie. Dazu kommt eine Haltungsinstabilität, d. h. eine verminderte Stabilität beim Stand.

## Tremor

Unter Tremor wird ein Gliederzittern verstanden, vor allem das Zittern der Hand, das insbesondere in der Ruhe und in der Entspannung auftritt, bei Bewegungen oder Haltungsänderungen jedoch wieder verschwindet und durch

Müdigkeit, Gefühle oder bei Konzentration verstärkt wird. Der Tremor ist „grobschlägig“, das bedeutet, dass es lediglich zu vier bis sechs Schlägen pro Sekunde kommt.
Der Tremor ist zur Diagnose des Parkinson nicht unbedingt erforderlich, er kann überhaupt nicht oder erst spät im Verlauf auftreten. Auf der anderen Seite gibt es auch andere Alterskrankheiten, die mit einem Tremor einhergehen, so dass das Vorliegen eines Tremors nicht zwangsläufig auf einen Parkinson schließen lässt.
Anfangs tritt das Zittern als so genannter „Pillendreher- oder Münzzähltremor“ auf: Das Zittern sieht so aus, als ob der Betroffene etwas mit den Fingern drehen würde.
Wird eine Bewegung zielgerichtet durchgeführt, vermindert sich das Zittern oder verschwindet ganz. Im Schlaf tritt es nicht auf.

## Rigor

Rigor bedeutet eine Erhöhung der Muskelsteifheit, die durch eine erhöhte Muskelspannung verursacht wird. Je nach Form des Parkinson kann die Steifheit in unterschiedlichen Muskelbereichen auftreten. Häufig führt der Rigor zu

einer besonderen Körperhaltung mit geneigtem Kopf, einer Beugung nach vorne wie auch gebeugten Ellbogen- und Kniegelenken.
Typisch ist auch das „Zahnradphänomen“: Der Ablauf einer passiven Bewegung wird immer wieder durch einschießende Nervenimpulse abgebremst. So hat man bei passiver Bewegung des Armes häufig das Gefühl, dass der Muskel nur phasenweise nachgibt.
Eine andere Form der Muskelsteifheit ist der so genannte „wachsartige Widerstand“ (*Flexibilitas cerea*). Dabei handelt es sich um eine erhöhte Muskelspannung, bei der die Betroffenen den passiven Bewegungen der Gliedmaßen einen Widerstand entgegensetzen, der als „wachsartig“ beschrieben wird.

## Bradykinesie bis Akinesie

Beim Parkinson wird die Bewegungsfähigkeit verlangsamt und vermindert. Bradykinesie bedeutet „Bewegungsverlangsamung“, Akinesie „Bewegungslosigkeit“. Es kommt zu einem Verlust bestimmter spontaner und automatisch ablaufender Bewegungsmuster. So gibt es z. B. Schwierigkeiten, sich von einem Stuhl zu erheben oder anzulaufen. Dies kann sogar dazu führen, dass die Betroffenen wiederholt auf der Stelle treten (*Freezing*) oder nicht über Türschwellen laufen können.

Der Gang ist kleinschrittig, schlurfend und instabil, das Starten verzögert. Häufig sagen die Patienten selber, sie würden fast an der Erde kleben bleiben. Sie haften geradezu am Boden und kommen kaum vom Fleck. Gleichzeitig neigen sie dazu, nach hinten zu fallen oder, ganz im Gegenteil, den Gang nach vorne zu beschleunigen. In schweren Fällen ist es den Betroffenen nicht mehr möglich, rechtzeitig abzubremsen. So laufen sie weiter, obwohl sie anhalten wollen. Dies führt zu einer erhöhten Unfallgefahr.

Durch die Einschränkungen in der Bewegung werden spontanmotorische Bewegungen oder spontane Äußerungen deutlich erschwert. Später ist auch die Feinmotorik betroffen, ebenso wie die Gesichts- und Stimmmuskulatur. So können die Gesichtszüge erstarren, die Sprache wird verwaschen, leiser und ausdrucksloser.

Auch wenn die genannten Symptome als „Kardinalsymptome" bezeichnet werden, kann die Symptomatik je nach Verlauf und Schwere sehr variieren.

## Vegetative Symptome

Neben der Einschränkung der Bewegungsfähigkeit können Störungen des vegetativen Nervensystems auftreten, z. B. Bluthochdruck, Schwitzen, Schluckstörungen, Schlafstörungen, Verdauungsstörungen wie eine Darmträgheit oder häufiger, starker Harndrang. Häufig kommt es zu depressiven Verstimmungen.

**Weitere Informationen:**
www.kompetenznetz-parkinson.de
www.parkinson-vereinigung.de

# Die konventionelle Therapie

Die konventionelle Therapie des Parkinson besteht üblicherweise aus der Gabe von L-Dopa-Präparaten in Kombination mit anderen verschreibungspflichtigen Medikamenten.
Unterstützt wird die Therapie durch Physiotherapie, Massagen, Ergotherapie und Logopädie.
Im Folgenden möchten wir kurz auf die wichtigsten Medikamentengruppen eingehen. Dies ist erforderlich, um später deutlich zu machen, wo die anthroposophischen und homöopathischen Präparate ansetzen.

## Medikamente gegen Parkinson

### L-Dopa

Bereits 1960 machten Herbert Ehringer und Oleh Hornykiewicz vom pharmakologischen Institut der Universität Wien die Entdeckung, dass Parkinson durch Dopaminmangel ausgelöst wird. Zusammen mit Walter Birkmayer entwickelte Hornykiewicz die Therapie mit L-Dopa, das den Dopaminspiegel im Körper hebt. L-Dopa ist die synthetisch erzeugte Vorstufe von Dopamin. Im

Gehirn wird L-Dopa zu Dopamin verstoffwechselt. Im Gegensatz zu anderen körpereigenen Stoffen, die medikamentös ersetzt werden, z. B. Insulin oder Schilddrüsenhormone, ist die Wirkung von L-Dopa nicht langanhaltend: Sie lässt im Laufe der Jahre zunehmend nach. Eine Höherdosierung ist dann meistens mit schweren Nebenwirkungen wie Verwirrtheit, Sinnestäuschungen oder Wahnvorstellungen und Albträumen verbunden.

## Dopaminagonisten

Die zweite zentrale Gruppe von Antiparkinsonmitteln nennt man Dopaminagonisten, die seit 1974 im Einsatz sind. Der Begriff „Agonisten" sagt aus, dass diese Mittel eine ähnliche Wirkung wie das Dopamin haben. Konkret stimulieren sie die Dopaminrezeptoren, soweit das dafür notwendige Gewebe im Gehirn – die *Substantia nigra* – darauf noch reagieren kann. Die Dopaminagonisten werden ergänzend zum L-Dopa eingesetzt, um hohe giftige L-Dopa-Dosen zu vermeiden. Typische Dopaminagonisten sind Bromocriptin, Pramipexol (Sifrol®), Ropinirol (Requip®) oder Cabergolin (Cabarseril®).

## Anticholinergika

Seit der ersten Beschreibung des Parkinson im Jahre 1817 wurden vor allem Pflanzenextrakte aus zwei Giftpflanzen, der Tollkirsche (*Belladonna*) und dem Bilsenkraut (*Hyoscyamus*), verwendet. Sie werden als Anticholinergika bezeichnet, weil sie Gegenspieler zum Acetylcholin darstellen. Acetylcholin wiederum ist ein Gegenspieler zum Dopamin. Durch den Dopaminmangel entsteht bei Parkinson ein relatives Übergewicht an Acetylcholin, das es in der Therapie auszugleichen gilt.

Bereits um die Wende zum 20. Jahrhundert wurden Belladonna-Alkaloide in die Parkinson-Therapie eingeführt, d. h., nicht mehr die ganzen Pflanzenextrakte der Tollkirsche wurden therapeutisch verwendet, sondern ihre isolierten bzw. pharmazeutisch hergestellten wirksamkeitsbestimmenden Inhaltsstoffe. 1914 konnte nachgewiesen werden, dass die Wirksamkeit der Belladonna-Alkaloide einerseits mit Nikotin aus der Tabakpflanze und andererseits mit Muscarin, dem Gift des Fliegenpilzes, nachgeahmt werden kann.

Anticholinergika helfen besonders gut gegen den Tremor, jedoch weniger gegen die Akinesie.

Auch kommt es zu gehäuften Nebenwirkungen wie Blasenentleerungsstörungen, Verstopfung, Erhöhung des Augeninnendruckes und Mundtrockenheit. Gedächtnisstörungen sind häufig, und es kann zu Verwirrtheitszuständen kommen.

## Amantadine

Eine weitere wichtige Rolle spielen die Amantadine (Gift des Fliegenpilzes). Ihre Wirkung wurde zufällig entdeckt, da Amantadin wegen seiner virushemmenden Eigenschaft vor allem zur Grippevorbeugung eingesetzt wurde. Bei Patienten, die gleichzeitig an Parkinson litten und denen gegen die Grippe Amantadin gegeben wurde, besserten sich unter der Therapie die Parkinsonsymptome.
Amantadine wirken vor allem auf die Akinesie, weniger auf Rigor und Tremor.

## Monoaminooxidase-Hemmer (MAO-Hemmer)

Durch die MAO-Hemmer vom Typ des Selegilin wird der Dopaminabbau gehemmt, es kommt zu einer Wirkungsverstärkung von L-Dopa. Selegilin wird inzwischen sehr häufig eingesetzt, wobei sich scheinbar eine Stabilisierung in der Kombination von Selegilin und L-Dopa zeigt. Allerdings war in einer britischen Studie die Sterberate in der Gruppe der Kombinationstherapie signifikant höher*.

## Probleme der medikamentösen Therapie

Die schulmedizinische Therapie des Parkinson zielt vorrangig auf ein Gleichgewicht zwischen Dopamin und Acetylcholin ab. Die Körperfunktionen werden durch die medikamentöse Therapie nicht deutlich gebessert.
Problematisch sind der Wirkungsverlust der Medikamente bei längerer Gabe und die häufig auftretenden Nebenwirkungen.

---

* Lees, A. J.: Comparison of Therapeutic Effects and Mortality Data of Levodopa and Levodopa combined with Selegiline in Patients with Early, Mild Parkinson's Disease. British Medical Journal. 311, 1995: 1602–1607.

# Selbsthilfe und Komplementärmedizin

## Zum Einstieg: Ein Erfahrungsbericht

*(Hildegard Schröder)*

Da mein Mann 1990 schon 15 Jahre lang Parkinson hatte und meine Erfahrungen und Hilfen ihm guttaten, gründete ich 1990 die Parkinson-Selbsthilfegruppe Hof, um diese Informationen an Betroffene und Angehörige weiterzugeben. Außerdem besuchte ich in dieser Zeit viele Kurse und Seminare. Das Ziel war immer klar. Es war die Suche nach Antworten auf die Frage: Was ist zu tun? Welche Möglichkeiten gibt es bei Parkinson noch – außer den üblichen Medikamenten, Physiotherapie, Ergotherapie etc.? Hier einige Anregungen, die aus unseren Erfahrungen stammen.

- Zweimal in der Woche bekam mein Mann von mir eine **Fußreflexzonenmassage**, vor allem an der großen Zehe (die Reflexzone für das Gehirn). Das tat zwar sehr weh, es lösten sich jedoch viele Verkrampfungen. Das Laufen ging besser. In der Gruppe ist diese Methode bekannt und zeigt viel Erfolg. Einen Fußroller, der die Fußreflexzonen stimuliert, gibt es im Sanitätshaus.

- Erleichterung und Entspannung der Füße schafft auch der **Igelball:** Rollen Sie den Ball über und um die Fußsohlen, den Fußrücken, evtl. die Hände und Arme, vielleicht auch über den Rücken, wenn der Partner hilft. Auch den Igelball kann man im Sanitätshaus kaufen.
- **Qigong-Übungen** setzte mein Mann ein, um den Atem zu regulieren und die Beweglichkeit zu behalten.
- Das regelmäßige **Abklopfen des Körpers** aktiviert die Meridiane und hilft dabei, Vitalität zu behalten oder aufzufrischen.
- Geholfen hat uns ein gezieltes **Atemtraining**, da es die Durchblutung vom Kopf bis zu den Füßen anregt. Wir haben den PSYBIO Atemheimkurs von Peter Martens „Richtig atmen heißt optimal leben!“ absolviert.
- Bei jeder Zusammenkunft der Selbsthilfegruppe gibt es **Autogenes Training**: Wir versuchen, mit den Füßen den Kontakt zum Boden aufzunehmen. Zunächst legen wir die

Hände auf die Oberschenkel, schließen die Augen und machen eine **Entspannungsübung**.

- Um die eigene Verantwortung für sich selbst in die Hände zu nehmen, empfehle ich **Jin Shin Jyutsu – Japanisches Heilströmen**. Es macht Spaß, kann mit den Händen durchgeführt werden, mit Hilfe oder allein. Wer sich intensiver damit befassen möchte, kann die 26 „Sicherheitsschlösser" als wichtige energetische Bereiche des Körpers berühren und damit den Energiefluss verbessern.
- **Singen** hat uns in der Gruppe immer gutgetan, um die Stimme zu fördern und die Sprache zu verbessern, hier vor allem für einen klaren Ausdruck und deutliche Aussprache.
- Was die **Ernährung** anbelangt, achten wir auf Vollwertkost, viel frisches Obst, Salate, Gemüse, Dinkel, Getreide und Fisch (kleine Portionen von 90–100 g, bei größeren Portionen und höherem Eiweißgehalt kommt es zu einer Verminderung der L-Dopa-Wirkung). Süßigkeiten wie Schokolade essen wir nur mäßig. Wichtig ist, die Einnahmezeiten der Medikamente zu beachten: 30 Minuten vor dem Essen oder 90 Minuten danach.

- **Schüßler Salze** sehe ich als ganz besonders wichtige Begleitmittel an.
- Einen Versuch wert ist auch die Versorgung mit Mineralstoffen durch die Neukönigsförder **Mineraltabletten** (Apotheke).
- Als Begleitung für die Seele habe ich mich intensiv mit **Bach-Blüten** beschäftigt und eine Ausbildung als Bach-Blüten-Beraterin absolviert. Mit den Bach-Blüten habe ich sehr gute Erfahrungen gemacht, da sie den seelischen Zustand harmonisieren.

# Die einzelnen Verfahren

## Atemtherapie

Der Atem versorgt uns mit Sauerstoff, die Atmung trainiert die Muskulatur, und über die Ausatmung können wir entgiften und entsäuern. Atemtherapie befasst sich mit dem Atem allgemein und mit den verschiedenen Formen von Atmung – d. h. Zwerchfell-, Brust- und Bauchatmung. Sie zielt darauf ab, die Atmung zu verbessern und wird vorrangig bei Erkrankungen der Lungen und der Bronchien eingesetzt. Auch bei orthopädischen Leiden (Fehlatmung durch eingeschränkte Körperbewegung), bei Herz-Kreislauf-Erkrankungen und psychosomatischen Störungen hat sie einen wichtigen Stellenwert.
Beim Morbus Parkinson kann die Atemtherapie segensreich sein, denn der „typische" Parkinson-Patient atmet weder tief ein noch tief aus. Dabei ist eine tiefe und ruhige Atmung für uns alle von großer Bedeutung: Der Atem ist eine der Grundsäulen unserer Gesundheit. Mit dem Atem können wir uns beruhigen und konzentrieren, wir können uns durch tiefen, ruhigen Atem mit Sauerstoff versorgen und Abfallprodukte des Organismus abatmen. Durch die

Atmung werden die inneren Organe „massiert", durch eine bewusste Atmung können wir innere Stabilität, Muskelspannung und eine aufrechte Körperhaltung erreichen.
Es gibt verschiedene Ansätze der Atemarbeit: die Eutonietherapie nach Alexander, die Lösungs- und Atemtherapie nach Schaarschuch, die Atemtherapie nach Middendorf sowie die Atmungs-Orthopädie nach Schroth.
Bei der Wahl der geeigneten Methode spielt sicherlich die Praktikabilität eine große Rolle – d. h., die Frage, ob in Ihrer Nähe ein Atemkurs angeboten wird. Welche Ausrichtung dieser Kurs hat, ist – zumindest für Einsteiger – zunächst weniger wichtig. Denn alle Formen der Atemarbeit helfen dabei, uns in der Hektik des Alltags wieder mehr auf uns selbst zu konzentrieren und dem eigenen Atem nachzuspüren. Atemkurse lassen sich auch in mehrtägigen Workshops belegen.
Eine Koryphäe unter den Atemtherapeuten war Ilse Middendorf. Informationen zu ihrer Arbeit und Adressen von Atemtherapeuten in Ihrer Nähe erhalten Sie auf der Internetseite des Ilse-Middendorf-Instituts für den Erfahrbaren Atem, www.erfahrbarer-atem.de.

**Beispiel für eine Atemübung in der Runde**

Setzen Sie sich bequem hin, schließen Sie die Augen, atmen Sie ruhig aus und ein.

Sie atmen aus, Sie atmen ein. Sie atmen aus, Sie atmen ein. Sie atmen aus, Sie atmen ein.

Ihr Atem findet seinen eigenen Rhythmus. Er geht ganz ruhig.

Ihr Kopf atmet – Ihre Haare – Ihre Augen – Ihr Mund atmet – Ihr Hals atmet.

Lassen Sie Ihren Atem in Ihre Schultern strömen, in Ihre Arme, Ihre Hände.

Spüren Sie, wie Ihr Atem Ihren Brustraum hebt und senkt.

Ihr Bauch atmet, Ihr Becken, Ihr Gesäß.

Lassen Sie Ihren Atem in Ihre Beine strömen.

Ihre Schenkel, Ihre Knie, Ihre Waden atmen, Ihre Füße, Ihre Zehen, Ihr ganzer Körper atmet ruhig und sicher. Sie spüren, wie Ihr Atem Ihren ganzen Körper durchströmt, jede Zelle Ihres Körpers atmet, Sie können jetzt ganz eins sein mit sich.

Lösen Sie sich nun langsam wieder aus der Meditation, strecken Sie sich, bewegen Sie die Zehen, die Finger. Öffnen Sie langsam wieder die Augen.

Weitere Übungen finden Sie in

Anna Paul, Annette Kerckhoff: Bewusst atmen, besser leben – Übungen für mehr Energie und Gelassenheit. KVC Verlag 2020

## Bach-Blütentherapie

Die Bach-Blüten tragen den Namen des englischen Arztes, Bakteriologen und Homöopathen Dr. Edward Bach (1886–1936). Die von ihm entwickelte Blütentherapie basiert auf dem Einsatz von 38 verschiedenen, hauptsächlich aus Blüten hergestellten Essenzen, die mit 38 verschiedenen Gemütszuständen korrespondieren. In einer genauen Befragung wird der individuelle, subjektive seelische Zustand des Betroffenen ermittelt und die diesem Zustand entsprechende Pflanzenessenz (oder eine Mischung mehrerer Pflanzen) stark verdünnt eingenommen. Bachs System fußt auf der Annahme, dass Gesundheit ein inneres Gleichgewicht voraussetzt, Krankheit dagegen auf dem Nährboden einer inneren Disharmonie oder innerer Blockaden entsteht. Die inneren Blockaden äußern sich in einer unausgeglichenen Gemütsverfassung.

Über die Mittelwahl entscheidet weniger die Art der Beschwerde, als vielmehr die Art der seelischen Reaktion auf die gegenwärtige Situation (Angst, Trauer, Rückzug, Wut usw.). Die Blütenessenzen können den blockierten Zustand lösen und harmonisierend wirken.

Gewonnen werden die Essenzen nach dem Prinzip der größtmöglichen Einfachheit durch Sonneneinwirkung oder Kochen. Bei der „Sonnenmethode“ werden die Blüten an einem sonnigen, wolkenlosen Tag gepflückt und in eine Schüssel mit Quellwasser gelegt, so dass die Oberfläche des Wassers dicht bedeckt ist. Die Schüssel bleibt in der Sonne stehen, so dass die „Essenz“ der Blüten auf das Wasser übergeht. Dieses Wasser wird dann mit Alkohol vermischt.
Blüten, die früh im Jahr blühen, wenn die Sonne noch keine starke Kraft hat, werden ausgekocht, abgeseiht und dann weiterverwendet.
Die Bach-Blütentherapie eignet sich sehr gut zur Selbsthilfe, sie kann mithilfe der entsprechenden Literatur erlernt werden.
Im Folgenden finden Sie eine Übersicht über die Bach-Blüten, die bei Parkinson besonders in Frage kommen.* Eine herausragende Rolle spielen hier, so die Erfahrung von Frau Schröder, Cherry Plum, Crap Apple und Water Violet (in der Übersicht **fett gedruckt**). „Cherry Plum“ wird sogar als „Parkinsonblüte“ beschrieben.

---

* Die Beschreibungen der Blüten stammen von der Internetseite von Mechthild Scheffer: www.bachbluetentherapie.de

| Bach-Blüte | Typische Merkmale | Beschreibung nach M. Scheffer |
|---|---|---|
| Agrimony | Quälende Gedanken und Unruhe hinter der Fassade von Fröhlichkeit und Sorglosigkeit | „Die Ehrlichkeitsblüte – von der Scheinharmonie zum inneren Frieden“ |
| Aspen | Unbegründete Angstzustände, seelische Negativhaltungen | „Die Ahnungsblüte – von dunkler Vorahnung zu bewusster Sensibilität“ |
| Centaury | Man kann nicht nein sagen und wird dadurch immer wieder ausgenutzt. | „Die Blüte des Dienens – vom willenlosen Dienen zum bewussten Helfen“ |
| **Cherry Plum** | **Innerer Zwang – steht unter Zeitdruck, Prostatabeschwerden, Psychosen** | **„Die Gelassenheitsblüte – vom Gefühlsdruck zur Gelassenheit“** |
| Clematis | Ohnmacht, nicht ganz da | „Die Realitätsblüte – von der Realitätsflucht zur Realitätsgestaltung“ |

| Bach-Blüte | Typische Merkmale | Beschreibung nach M. Scheffer |
| --- | --- | --- |
| **Crap Apple** | **Reinigung innerlich – äußerlich, seelisch-geistige Reinigung** | **„Die Reinigungsblüte – vom Ordnungsdrang zur inneren Ordnung“** |
| Gentian | Zweifel, Pessimismus | „Die Glaubensblüte – vom Zweifel zum Vertrauen“ |
| Gorse | Hoffnungslosigkeit | „Die Hoffnungsblüte – vom Aufgeben zum Angehen“ |
| Holly | Eifersucht, Misstrauen, Hass, Neid | „Die Herzöffnungsblüte – vom verschlossenen Herzen zur Groß-herzigkeit“ |
| Impatiens | Schmerzen, Ungeduld, Muskel- und Sehnenapparat | „Die Zeitblüte – von der Ungeduld zur Geduld“ |
| Mimulus | Begründete Ängste, vor dem Tod etc. | „Die Tapferkeitsblüte – von der Angst vor der Welt zum Vertrauen in die Welt“ |

| Bach-Blüte | Typische Merkmale | Beschreibung nach M. Scheffer |
|---|---|---|
| Mustard | Depression, Gefühl totaler innerer Leere | „Die Lichtblüte – vom Seelenschmerz zur Seelengröße“ |
| Pine | Selbstvorwürfe und Schuldgefühle | „Die Blüte der Selbstakzeptanz – von der Selbstentwertung zum Selbstrespekt“ |
| Rock Rose | Panik – Entsetzen | „Die Eskalationsblüte – von der Panik zum Heldenmut“ |
| Rescue-Remedy | Seelische Notfallsituation | „Seelische Negativhaltung durch Schock oder Schreck, Angst vor Bevorstehendem“ |
| Scleranthus | Schwindel, Gleichgewichtsstörungen | „Die Balanceblüte – von der inneren Zerrissenheit zum inneren Gleichgewicht“ |
| Star of Bethlehem | Seelische Erschütterung | „Die Trostblüte – vom Schock zur Reorientierung“ |

| Bach-Blüte | Typische Merkmale | Beschreibung nach M. Scheffer |
|---|---|---|
| **Water Violet** | **Zieht sich zurück, Behinderungen** | **„Die Kommunikationsblüte – von der Isolation zum Miteinander“** |
| Wild Rose | Tiefste Resignation, Hadern mit dem Schicksal, Wut | „Die Blüte der Lebenslust – vom Sich-Aufgeben zur Hingabe“ |
| Willow | Gemeinsam mit Wild Rose bei Therapieblockade | „Die Schicksalsblüte – vom Schicksals-groll zur Selbstverantwortung“ |

## Der besondere Tipp: Die Trauma-Schiene

Frau Schröder, bis Mai 2016 Leiterin der Parkinson-Selbsthilfegruppe Hof, empfiehlt für Parkinson-Patienten eine besondere Mischung von Bachblüten, die als „Trauma-Schiene“ bezeichnet wird. Die „Trauma-Schiene“ besteht aus der Kombination von folgenden Blüten: Agrimony, Centaury, Cherry Plum, Holly, Pine, Rock-Rose, Star of Bethlehem.

Die Blütenkombination eignet sich ihrer Erfahrung nach besonders dazu, eine traumatische Erfahrung – wie eben die Diagnose Parkinson und die damit verbundenen Einschränkungen – besser zu verkraften.

Frau Schröder empfiehlt, die Mischung (Zubereitung siehe nächste Seite) über einen langen Zeitraum einzunehmen, d. h. etwa zwei Jahre lang. Der Mischung können ausgewählte Blüten beigefügt werden, die auf die momentane Situation und die individuelle Persönlichkeit abgestimmt sind.

## Anwendung und Dosierung

Die Bach-Blüten können in jeder Apotheke bestellt werden. Eingenommen werden sie nach der Wasserglasmethode oder mit Einnahmeflasche. Die Wasserglasmethode bietet sich für akute Situationen an.

**Wasserglasmethode**
Jeweils 2 Tropfen der ausgewählten Bach-Blüte plus 4 Tropfen der Notfallmischung Rescue Remedy in ein Glas mit Wasser tropfen und über den Tag verteilt schlückchenweise trinken.

Bei längerfristiger Einnahme der Blütenessenzen, z. B. bei der „Trauma-Schiene“, bietet sich die Zubereitung einer Mischung in einer Einnahmeflasche an.

**Einnahmeflasche**
Von jeder ausgewählten Bach-Blüte jeweils 3 Tropfen in eine 30 ml-Tropfflasche geben, mit stillem Mineralwasser oder einer Mischung aus drei Vierteln stillem Mineralwasser und einem Viertel Cognac auffüllen. Von der Mischung 4 x täglich 1 Tropfen unter die Zunge tropfen, jeweils auf leeren Magen und nicht unmittelbar vor oder nach dem Zähneputzen oder den Mahlzeiten.

In Deutschland hat Mechthild Scheffer, Leiterin des Instituts für Bach-Blüten, die längste

Erfahrung mit Bach-Blüten. Wir empfehlen ihre Bücher zum Selbststudium.

Mechthild Scheffer: Die Original Bach-Blüten-Therapie. Irisiana, 2. Aufl. 2013

Unter www.bach-bluetentherapie.de bietet Frau Scheffer außerdem einen Bachblüten-Test an, mit dessen Hilfe Sie die geeignete Blütenmischung finden können.
Wenn Sie die Original-Literatur von Edward Bach kennen lernen möchten, empfehlen wir folgendes Buch:

Edward Bach: Die Bach-Blütentherapie. Entstehung, Grundlagen und Praxis. Knaur MensSana 2006

## Entspannungstechniken

Entspannungstechniken zielen auf ein inneres Gleichgewicht zwischen Körper, Geist und Seele ab. Sie wirken einer körperlichen „Verspannungs-Symptomatik“ im weitesten Sinne entgegen.

Das **Autogene Training** ist eine von dem Neurologen Prof. Dr. Johannes Heinrich Schulz begründete Methode der „konzentrativen Selbstentspannung“. Schultz modifizierte Ende der 1920er Jahre die ärztliche Hypnose für den gefahrlosen Selbstversuch. Durch die Selbsthypnose oder Autosuggestion wird mittels einfacher Übungen und klarer Übungsformeln („Ich bin ganz ruhig. Mein Arm ist schwer. Mein Herz schlägt gleichmäßig.“ usw.) ein hohes Maß an Entspannung erreicht. Darüber hinaus kann im Autogenen Training mittels „formelhafter Vorsatzbildung“ eine Verhaltens- und Erlebnisänderung angestrebt werden. Therapeutisch wird das Autogene Training zur Verbesserung des Allgemeinzustandes, bei psychosomatischen Erkrankungen, Angstzuständen und nervösen Störungen eingesetzt.

Autogenes Training und andere Entspannungsverfahren sollte man in einem Kurs erlernen und durchführen. Wenn dies nicht möglich ist, bieten sich **Entspannungs-CDs** für zu Hause an:

Poesie des Glücks (CD). KVC Verlag 2016

Wir möchten außerdem eine Hör-CD empfehlen, mit deren Hilfe sie **Achtsamkeitsmeditation** üben können. Mit Achtsamkeitsmeditation ist ein Verfahren gemeint, das auf eine buddhistische Meditationspraxis zurückgeht. Dabei wird Entspannung durch die konzentrierte Aufmerksamkeit auf den gegenwärtigen Moment herbeigeführt.

Jon Kabat-Zinn: Stressbewältigung durch die Praxis der Achtsamkeit, CD und Begleitbuch. Arbor Verlag 2014

## Fußreflexzonenmassage

An den Fußsohlen befinden sich Zonen, die in Verbindung zu Körperregionen und Organen stehen. Durch die Massage der zugeordneten Bereiche am Fuß kann eine Fernwirkung auf die entsprechende Körperregion erzielt werden – z. B. durch die Anregung ihrer Durchblutung.
Die Fußreflexzonentherapie stammt ursprünglich aus den USA. Nach Deutschland gebracht, weiterentwickelt und in die Fachkreise eingeführt wurde sie von Hanne Marquardt.
Ihr Institut ist ein guter Ansprechpartner für die Therapeutenwahl: Hanne-Marquardt-Fußreflex, Internationaler Lehrerverband für Reflexzonentherapie am Fuß – www.fussreflex.de.
Eine sanfte Massage der Füße und Fußsohlen kann auch von Anfängern durchgeführt werden. Für eine bewusste Behandlung der Reflexzonen ist es jedoch sinnvoll, die Grifftechnik und -stärke unter Anleitung zu lernen. Man kann – und sollte – auch einen professionell ausgebildeten Therapeuten aufsuchen.

Bitte besonders vorsichtig vorgehen – die Massage kann schmerzhaft sein!

Die Region für den Kopf befindet sich vorn an den Zehen, die Region für Großhirn, Kleinhirn und Hirnstamm im oberen Bereich des großen Zehs.

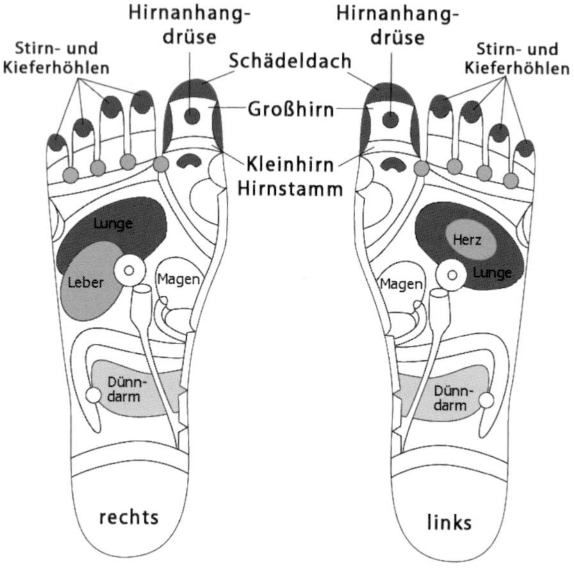


*Fußreflexzonen (Auswahl)*

Für Laien gibt es Fußroller (Sanitätsfachhandel), um die Fußreflexzonen zu stimulieren und die Fußsohlen zu massieren.

## Jin Shin Jyutsu

Jin Shin Jyutsu, das japanische Heilströmen, ist eine Heilkunst (*Jin* = Mensch, *Shin* = Schöpfer, *Jyutsu* = Kunst). Sie basiert auf dem Wissen der chinesischen Medizin über Energiebahnen und Reflexzonen des Körpers. Durch einfaches, sanftes Berühren definierter Körperstellen mit den Händen werden Energieströme harmonisiert. Man spricht hier auch vom „Strömen". Jin Shin Jyutsu eignet sich zur Selbstbehandlung oder Partnerbehandlung, ist einfach durchzuführen und kann auch mithilfe eines Buches erlernt werden.

Ingrid Schlieske: Japanisches Heilströmen, Altes Volkswissen zur Selbsthilfe. Rowohlt Taschenbuch 2006

Friedl Weber: Jin Shin Jyutsu für Lebenskünstler und solche, die es werden wollen. Fun–funfun Verlag, 4. Aufl. 2016 (spannend und leicht verständlich)

Nach der Erfahrung von Frau Schröder bieten sich insbesondere folgende Übungen für Parkinson-Patienten an:

## Umfassen der Finger

Im Jin Shin Jyutsu wird jedem Finger ein Gefühl zu geordnet:

- dem Daumen die Sorge
- dem Zeigefinger die Angst
- dem Mittelfinger Wut und Zorn
- dem Ringfinger Trauer und Traurigkeit
- dem kleinen Finger das Gefühl der Ausweglosigkeit

Tritt eines dieser Gefühle auf, so wird der einzelne Finger mit der anderen Hand für mindestens drei Minuten, bei Bedarf noch länger, sanft umfasst.

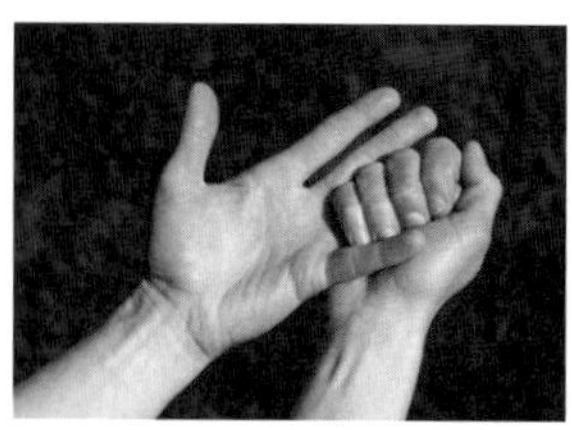

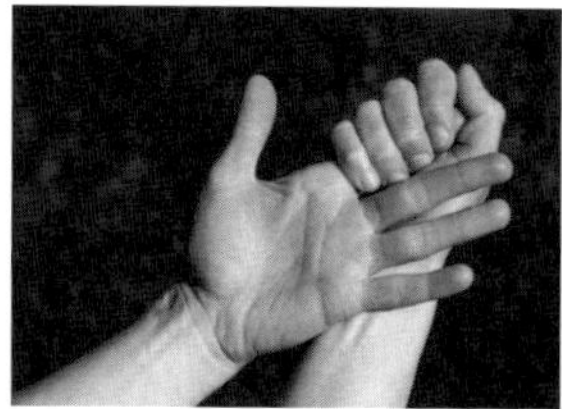

## Übungen zur allgemeinen Stärkung

An der Außenseite der Oberarme, im unteren Drittel über den Ellenbogen, liegt eine Region, die als „Energieschloss Nr. 19“ oder „Energiepunkt Nr. 19“ bezeichnet wird. Ihm werden die Begriffe „Vollkommenes Gleichgewicht, Autorität und Führerschaft, körperliche Fitness“ zugeordnet. Sein „Strömen“ wird auch empfohlen, um das Durchsetzungsvermögen zu stärken. Auf körperlicher Ebene unterstützt das Strömen dieses Punktes den gesamten Verdauungstrakt, hilft bei Rückenproblemen und Beschwerden im Brustkorb.

Frau Schröder konnte zudem beobachten, dass das Strömen dieser Region entspannt und lockermacht.

In der praktischen Übung wird die Hand des anderen Armes direkt oberhalb des Ellenbogens an der Außenseite des Arms aufgelegt – so wie wir dies intuitiv oft tun, wenn wir die Arme verschränken.

Das Strömen des Energiepunktes kann entweder gleichzeitig auf beiden Seiten erfolgen oder nacheinander bzw. im Wechsel. In den folgenden Abbildungen sehen Sie, wie gleichzeitig die Regionen an beiden Oberarmen (links) oder nur an einem Oberarm (rechts) „geströmt" werden. Beim einseitigen Strömen liegt die rechte Hand am linken Oberarm, die linke Hand am rechten Oberarm.

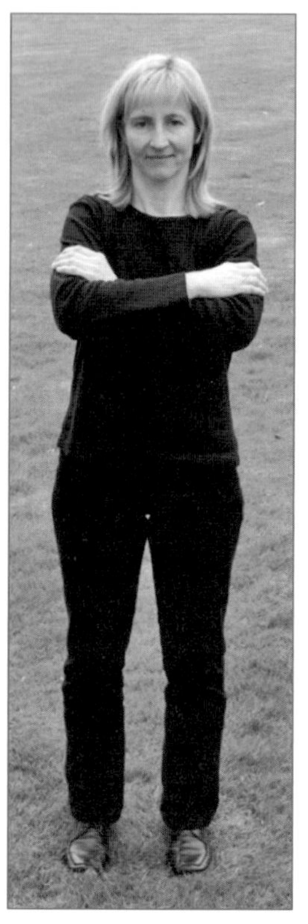

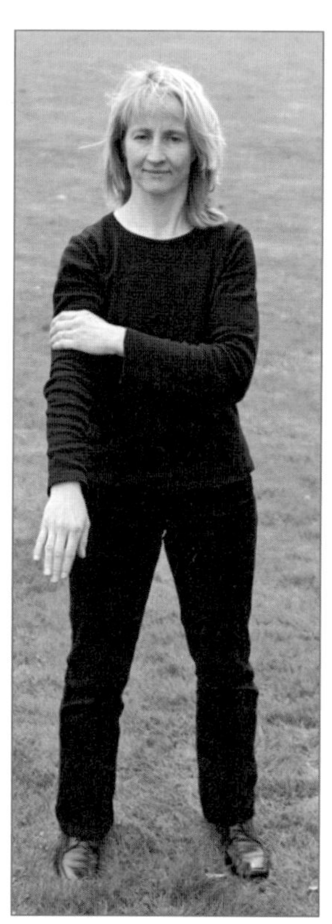

## Meditation

Das Wort Meditation kommt aus dem Lateinischen und bedeutet „auf etwas sinnen, nachdenken". Der Begriff umfasst verschiedene Methoden einer spirituellen Praxis, deren Ziel die innere Sammlung ist. Den erstrebten Zustand „gedanklicher Leere" erreicht man durch bestimmte Körperhaltungen oder Atemformen, allein oder in der Gruppe, im Stillen oder in Bewegung. Therapeutisch werden meditative Techniken zur unterstützenden Behandlung bei psychosomatischen Erkrankungen, bei Schmerzzuständen, zur Entspannung u. ä. eingesetzt.

Meditation hilft uns, mit dem täglichen Stress, den vielen Sinneseindrücken, Anforderungen und Belastungen des Alltags, mit Unsicherheiten und Ängsten besser fertig zu werden. Sie hilft uns dabei, innerlich zur Ruhe zu kommen und zu entspannen. Dies hat vielfältige Wirkungen auf den Organismus: Er gerät von einem Zustand der inneren Anspannung und Leistungsbereitschaft in einen Zustand der Entspannung: Der Blutdruck sinkt, der Herzschlag sinkt, die Regeneration wird gefördert, Verdauung und Schlaf werden verbessert.

Inzwischen weiß man, wie viele Krankheiten und Beschwerden durch Stress negativ beeinflusst werden. Entsprechend raten führende naturheilkundliche und integrativ arbeitende Ärzte zu regelmäßigen kleinen Entspannungsübungen. Sie helfen uns dabei, in der uns umgebenden schnelllebigen Welt eine gewisse Ruhe zu bewahren und typische Zivilisationsbeschwerden wie Schlafstörungen, Verspannungen, Verdauungsbeschwerden oder das Gefühl von Überforderung und ständiger Anspannung zu vermeiden.

Herbert Benson, Begründer der so genannten Mind-Body-Medizin und bis 2006 Leiter des Mind Body Medical Institute an der Harvard Medical School, empfiehlt, folgende Übung jeden Tag möglichst einmal durchzuführen:

**Die Entspannungs-Antwort nach H. Benson***

**Schritt 1:** Suchen Sie sich ein Wort, einen kurzen Satz oder ein kurzes Gebet, das fest in Ihrem persönlichen Glaubenssystem verankert ist („Jesus", „Shalom", „Friede" usw.). Wir zeigen die Übung am Wort „Eins".
**Schritt 2**: Sitzen Sie ruhig in einer bequemen Position.
**Schritt 3**: Schließen Sie die Augen.

---

* vgl. http://www.relaxationresponse.org/steps

**Schritt 4**: Entspannen Sie alle Muskeln, bei den Füßen beginnend bis hin zum Gesicht. Bleiben Sie entspannt.
**Schritt 5**: Atmen Sie langsam durch die Nase. Werden Sie sich Ihres Atems bewusst. Wenn Sie ausatmen, sagen Sie ruhig zu sich selbst „Eins“. Einatmen – ausatmen – „Eins“ etc. Atmen Sie leicht und natürlich.
**Schritt 6**: Machen Sie sich keine Gedanken darüber, ob Sie ein tiefes Maß an Entspannung erreicht haben oder darüber, wie gut die Übung geklappt hat. Behalten Sie eine passive Haltung bei. Wenn während der Übung ablenkende Gedanken auftauchen, versuchen Sie, sich nicht auf diese Gedanken zu konzentrieren, sondern sie vorbeiziehen zu lassen. Wiederholen Sie stattdessen: „Eins“. Ablenkende Gedanken, innere Bilder oder Gefühle bedeuten nicht, dass Sie die Technik nicht korrekt ausführen. Sie sind zu erwarten.
**Schritt 7:** Wiederholen Sie die Übung für 10 bis 20 Minuten. Sie können die Augen öffnen, um die Zeit zu überprüfen, aber benutzen Sie keinen Wecker.
Mit etwas Übung und Mühe wird die „Entspannungs-Antwort“ in Ihrem Körper eintreten.
**Schritt 8**: Bleiben Sie nach Beendigung der Übung einige Minuten ruhig sitzen – zuerst mit geschlossenen, später mit geöffneten Augen. Stehen Sie vorerst mehrere Minuten nicht auf.
**Schritt 9**: Praktizieren Sie die Technik ein- oder zweimal am Tag, aber nicht innerhalb zweier Stunden nach dem Essen.

Als Anleitung für Meditation im Alltag sind auch die Bücher von Jon Kabat-Zinn zu empfehlen.

Jon Kabat-Zinn: Gesund durch Meditation. Das große Buch der Selbstheilung. Fischer Taschenbuch 2007

Jon Kabat-Zinn: Im Alltag Ruhe finden. Meditationen für ein gelassenes Leben. Fischer Taschenbuch 2008

## Qigong

Qigong ist „ein moderner chinesischer Begriff für eine Vielfalt von Traditionen des kunstvollen Umgangs mit Qi (Lebensenergie).“* Der Begriff bezeichnet Atem- und Meditationsübungen aus der Traditionellen Chinesischen Medizin, die zur Anregung der Selbstheilung eingesetzt werden.

Durch Konzentration, bewusstes Atmen und bestimmte Bewegungen werden innere und äußere Kräfte gesammelt und gestärkt, um so gegen Ungleichgewichte und Disharmonien zu wirken. Wichtig ist die Stärkung der Achtsamkeit auf den gegenwärtigen Moment.

> Qigong sollte man nicht aus Büchern oder Filmen, sondern nur unter Anleitung lernen.
> Informationen finden Sie im Internet auf den Seiten der Deutschen Qigong Gesellschaft unter:
> www.qigong-gesellschaft.de

Qigong wird symptombezogen bei unterschiedlichen Krankheiten als begleitende Maßnahme eingesetzt.

---

* www.qigong-gesellschaft.de/qigong

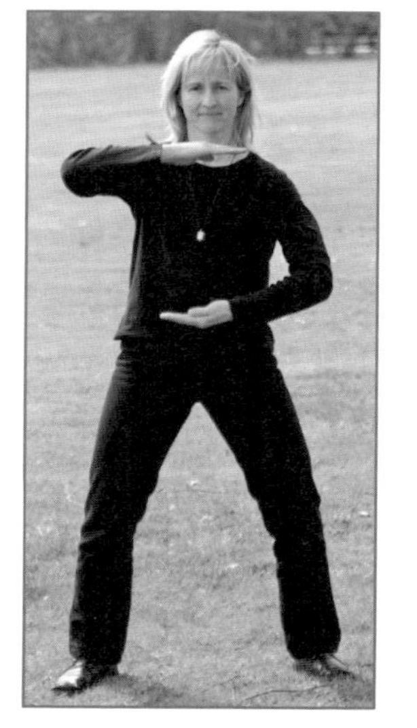

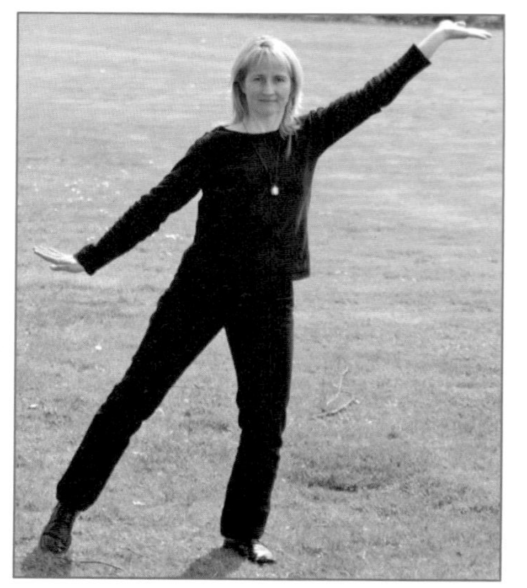

*Qigong Wu Fang Chuan, Übung: Der Kreis schließt und öffnet sich zum Himmel und zur Erde*

Die Wissenschaft zeigt, dass Qigong auch für Parkinson-Patienten eine vielversprechende Zusatztherapie sein kann. Studienergebnisse weisen darauf hin, dass sich durch regelmäßige Übung motorische Symptome ebenso verbessern wie Lebensqualität und Selbstwertgefühl.*
Die Übung „Der Kreis schließt und öffnet sich zum Himmel und zur Erde“ stellt ein Gefühl von Harmonie her und aktiviert das gesamte Meridiansystem.

---

* Schmitz-Hübsch T.: Qigong Exercise for the Symptoms of Parkinson's Disease: A Randomized Controlled Pilot Study. Movement Disorders. 2006; 21 (4): 543–548.

## Schüßler Salze

Der Oldenburger Arzt Dr. Wilhelm Heinrich Schüßler (1821–1898) entwickelte die „biochemische Behandlung“ mit Mineralsalzen. Schüßlers Auffassung nach beruht Krankheit auf dem „Fehlen von Lebenssalzen“, d. h. körpereigenen, anorganischen Salzen, die im Blut und in den Geweben vorkommen und deren Gehalt für die Funktionstüchtigkeit der menschlichen Zellen erforderlich ist.

Die Verabreichung der entsprechenden Mineralsalze als Schüßler-Präparat ist nicht im Sinne einer Substitution von außen zu verstehen, sie soll vielmehr den offenbar gestörten Stoffwechsel des betreffenden Mineralsalzes reaktivieren und regulieren.

Im Vordergrund der Schüßlerschen Therapie stehen zwölf Mineralsalze (Funktionsmittel), darüber hinaus zwölf Ergänzungsmittel und äußerlich anzuwendende Salben. Wenn auch die Schüßler Salze in homöopathischer Potenzierung verabreicht werden, so handelt es sich hier nicht um eine homöopathische Therapie nach der Ähnlichkeitsregel.

## Die Schüßler Salze im Überblick

| Nr. | Schüßler Salz mit häufiger Potenz | Merkmal bzw. Wirkung auf |
|---|---|---|
| 1 | Calcium fluoratum D12 | Haut, Bindegewebe |
| 2 | Calcium phosphoricum D6 | Knochen, Zähne, Minerali-sation, Wachstum |
| 3 | Ferrum phosphoricum D12 | Immunsystem, Entzündun-gen im ersten Stadium |
| 4 | Kalium chloratum D6 | Schleimhäute |
| 5 | Kalium phosphoricum D6 | Muskeln, Nerven |
| 6 | Kalium sulfuricum D6 | Entgiftung, chronische Entzündungen |
| 7 | Magnesium phosphoricum D6 | Krämpfe, blitzartige Schmerzen |
| 8 | Natrium chloratum D6 | Flüssigkeitshaushalt, Blutaufbau |
| 9 | Natrium phosphoricum D6 | Entsäuerung, Basen-Säu-ren-Verhältnis, Fettstoff-wechsel |
| 10 | Natrium sulfuricum D6 | Ausscheidung, Anregung von Leber, Galle, Bauch-speicheldrüse, Darm, Nie-ren |

| Nr. | Schüßler Salz mit häufiger Potenz | Merkmal bzw. Wirkung auf |
|---|---|---|
| 11 | Silicea D12 | Sehnen, Knorpel, Bindegewebe |
| 12 | Calcium sulfuricum D6 | Eiterungen, Abszesse, chronisch-wiederkehrende Entzündungen |

## Anwendung und Dosierung

Schüßler Salze können bei akuten Beschwerden oder als Kur eingenommen werden.
Es gibt verschiedene Standpunkte in der Frage der Dosierung. Von manchen Therapeuten wird eine eher geringe Zahl von Tabletten über den Tag verteilt empfohlen: Demnach sollten Sie bei akuten Beschwerden alle fünf Minuten 1 Tablette bis zum Eintritt der Besserung einnehmen (über den Tag verteilt nicht mehr als zwölf Tabletten). Zur nachfolgenden Behandlung oder in chronischen Fällen sollten 3–6 x täglich 1–2 Tabletten eingenommen werden.
Daneben gibt es Therapeuten, die eine Dosis von deutlich mehr Tabletten am Tag empfehlen.
Im Beschwerdeteil dieses Ratgebers sind verschiedene Empfehlungen von Frau Schröder

enthalten, die gute Erfahrungen mit eher hohen Dosen gemacht hat.
Bitte überprüfen Sie selbst, ob eine geringere Dosierung bei Ihnen ausreicht, oder ob eine höhere Dosierung erforderlich ist, um den gewünschten Effekt zu erzielen. In beiden Fällen gilt: Sollten Sie eine Wirkung der Mittel feststellen, so reduzieren Sie die Dosis.

> Die Tabletten bestehen aus Milchzucker, der leicht abführend wirkt und von manchen Menschen nicht vertragen wird. In diesem Fall können Sie die Mittel auch als homöopathische Globuli einnehmen. Einer Tablette entsprechen dann fünf Globuli.

## Weitere Hinweise zur Einnahme

- Nehmen Sie die Mittel nicht eine halbe Stunde vor bis eine Stunde nach den Mahlzeiten ein.
- Lassen Sie die Tabletten langsam im Mund zergehen. Die Wirkstoffe werden durch die Mundschleimhaut aufgenommen.
- Es gibt eine Sonderform der Einnahme: Man kann auch 7–10 Tabletten in ein Glas mit heißem Wasser geben, durch Umrühren (mit einem Plastiklöffel) auflösen und dann schluckweise trinken.

## Schüßler Salze bei Parkinson

Nach der Erfahrung von Frau Schröder haben sich folgende Schüßler Salze bei Parkinson besonders bewährt:

| Nr. | Schüßler Salz | Wirkung |
|---|---|---|
| 2 | Calcium phosphoricum D6 | Kalziumphosphat ist zuständig für Aufbau und Mineralisation von Knochen und Zähnen, außerdem notwendig zur Blutbildung und Muskelaktivität. Es ist das „Knochensalz", gibt Stabilität und Halt, dient zu Kräftigung und Aufbau. |
| 5 | Kalium phosphoricum D6 | Probleme von Muskeln und Nerven; kennzeichnend ist das Gefühl von Erschöpfung und Schwäche. |
| 7 | Magnesium phosphoricum D6 | Reguliert die Nervenimpulse an die Muskulatur. Es ist ein hervorragendes Mittel bei allen krampfartigen Schmerzanfällen. |
| 8 | Natrium chloratum D6 | Zur Regulation des Wasserhaushaltes; das Mittel für den Flüssigkeitshaushalt und den Blutaufbau. |

| Nr. | Schüßler Salz | Wirkung |
|---|---|---|
| 9 | Natrium phosphoricum D6 | Zur Verbesserung des Stoffwechsels; Entsäuerungssalz. |
| 11 | Silicea D12 | „Biochemisches Kosmetikum“, bei Problemen von Haaren, Nägeln und Bindegewebe. |

Über 6–8 Wochen werden im viertägigen Wechsel morgens, mittags und abends je 2 Tabletten eines Schüßler Salzes eingenommen:

- 1. Tag: Calcium phosphoricum D6
- 2. Tag: Kalium phosphoricum D6 + Natrium chloratum D6 (ausnahmsweise von zwei Mitteln je 2 Tabletten morgens, mittags und abends einnehmen)
- 3. Tag: Silicea D12, zur Stärkung und Reinigung des Bindegewebes und der Nervenzellen
- 4. Tag: Natrium phosphoricum D6 bei Übersäuerung
- 5. Tag wie 1. Tag usw.

Zusätzlich abends Nr. 7 Magnesium phosphoricum D6 einnehmen: 7–10 Tabletten in heißem Wasser auflösen und schluckweise trinken, Dosis nach und nach reduzieren.

Das folgende Kapitel enthält bewährte Mittel und Verfahren aus der Komplementärmedizin gegen häufige Beschwerden der Parkinson-Krankheit.

# Häufige Beschwerden von A–Z

## Antriebsstörung

Nach Erfahrung von Frau Schröder haben sich bei Antriebsstörungen folgende Schüßler Salze besonders bewährt:

- Nr. 2 Calcium phosphoricum D6
- Nr. 5 Kalium phosphoricum D6
- Nr. 7 Magnesium phosphoricum D6

**Anwendung und Dosierung der Schüßler Salze:**

- Morgens 7–10 Tabletten von Nr. 2 Calcium phosphoricum
- Mittags 7–10 Tabletten von Nr. 5 Kalium phosphoricum
- Abends 7–10 Tabletten von Nr. 7 Magnesium phosphoricum

> Die Tabletten können auch in einem halben Glas mit heißem Wasser aufgelöst (mit einem Plastiklöffel umrühren!) und langsam schluckweise getrunken werden.

## Appetitlosigkeit

Um den Appetit anzuregen, werden in der Naturheilkunde üblicherweise Lebensmittel oder Arzneimittel mit bitterem Geschmack eingesetzt. Der bittere Geschmack regt die Produktion der Verdauungssäfte an. Im Bereich der Lebensmittel können dies bittere Salate zu Beginn der Mahlzeit sein, z. B. Chicorée oder Endiviensalat. Die Amara-Tropfen von WELEDA regen ebenfalls die Verdauung an, helfen zudem bei Völlegefühl und Verdauungsschwäche. Erwachsene nehmen 10–15 Tropfen in etwas Wasser 15 Minuten vor der Mahlzeit ein.

Schließlich kann man einen Tee zubereiten, der bittere Heilpflanzen enthält: Zu gleichen Teilen Pfefferminzblätter und Schafgarbenkraut mit wenig Tausendgüldenkraut mischen, einen Teelöffel der Teemischung mit kochendem Wasser überbrühen und einige Minuten zugedeckt ziehen lassen. Den Tee nicht zu lange ziehen lassen, sonst wird er zu bitter!

Wenn Ihnen der Appetit fehlt, sollten Sie auch folgende Hinweise beachten:

- Essen Sie, was Ihnen schmeckt.
- Bevorzugen Sie häufige, kleine Mahlzeiten.

## Bluthochdruck

> **Achtung**! Bluthochdruck sollte immer ärztlich abgeklärt werden. Bitte sprechen Sie auch mit Ihrem Arzt, wenn Sie die beschriebenen Maßnahmen durchführen möchten.

Bluthochdruck ist ein Risikofaktor für Herzinfarkt und Schlaganfall und sollte daher im Zweifelsfall vom Arzt überprüft werden.

Heute weiß man, dass Bluthochdruck über die Niere gesteuert und u. a. durch Stress verursacht wird. Vor diesem Hintergrund haben sich Entspannungsverfahren, Autogenes Training und Meditation bewährt, um den Blutdruck zu senken. Dies trifft insbesondere dann zu, wenn man selbst förmlich spürt, dass man „unter Druck“ steht.

Daneben hilft es – auch den Angehörigen – zu lernen, mit dem täglichen Stress, der sich aus dem ganz normalen Alltag, aber auch aus der speziellen Krankheitssituation ergibt, besser umzugehen.

Ein bewährtes Mittel bei Bluthochdruck ist der Misteltrunk. Es handelt sich dabei um ein altes Rezept aus der Klostermedizin:

**Misteltrunk**
2 Teelöffel Mistelblätter, 2 Teelöffel Apfelessig und 1 Teelöffel Honig mit einer großen Tasse Wasser kalt aufsetzen, 8 Stunden (über Nacht) ziehen lassen, morgens durchseihen und über den Tag verteilt in schnapsgläschengroßen Portionen trinken.

## Darmträgheit

Bei Darmträgheit ist es wichtig, viel zu trinken. Außerdem bieten sich folgende Maßnahmen an:

- Essen Sie ballaststoffreich: Vollkornbrot, viel Obst und Gemüse.
- Leinsamen quellen im Darm auf und vergrößern dadurch den Darminhalt, was zu einer Anregung der Weiterbewegung des Darminhaltes durch die Darmmuskulatur führt. Nehmen Sie den Leinsamen morgens mit viel Flüssigkeit ein. Flüssigkeit ist sehr wichtig, da man sonst den gegenteiligen Effekt erzielt und eher verstopft. Wir empfehlen einen gestrichenen Esslöffel Leinsamen auf ein großes Glas Wasser oder Saft.
- Auch Flohsamen haben einen günstigen abführenden Effekt, sie wirken ebenfalls als Quellmittel. Bitte Packungsbeilage beachten!

- Backpflaumen können die Verdauung mild anregen, noch deutlich stärker wirkt Sauerkrautsaft.
- Verzichten Sie versuchsweise auf Weizen in der Ernährung.

## „Elektrische Schläge“

Bei „elektrischen Schlägen“, die durch den Körper schießen, hilft das Schüßler Salz Nr. 11 Silicea D12. Im akuten Fall einmalig 5 Tabletten bzw. alle 5 Minuten 1 Tablette einnehmen, bis die Beschwerden sich bessern.

## Fettige Haut

Zur Verbesserung des Hautstoffwechsels hat sich nach Erfahrung von Frau Schröder, ehemalige Leiterin der Parkinson-Selbsthilfegruppe Hof, die Gabe eines Schüßler Salzes bewährt: Nr. 6 Natrium D6. 3 x täglich 2 Tabletten für 2–3 Wochen einnehmen.
Frau Schröder empfiehlt zur Anregung der Ausleitung über die Füße regelmäßige Fußbäder. 1 Esslöffel Salz und 1 Esslöffel Essig ins Fußbad geben und die Füße etwa 10 Minuten baden.

## Gelenk- und Muskelschmerzen

Von guter Wirkung bei Gelenk- und Muskelschmerzen ist Solum-Öl (WALA). Die betroffenen Regionen täglich 1–3 x einreiben.

## Harndrang

Häufig, so die Erfahrung der Parkinson-Selbsthilfegruppe Hof, hilft bei Harndrang das Schüßler Salz Nr. 8 Natrium chloratum D6 – insbesondere dann, wenn der Harndrang plötzlich auftritt. 3 x täglich 2 Tabletten kurmäßig über 6–8 Wochen einnehmen.

Aus dem Bereich der Pflanzenheilkunde hilft Salbeitee. Dafür 1 Teelöffel Salbeiblätter mit einem viertel Liter Wasser für 3 Minuten zugedeckt kochen, abseihen, evtl. mit etwas Honig und Zitrone abschmecken.

Wichtig ist in jedem Fall die Beckenbodengymnastik. Dabei wird gezielt die Muskulatur im Beckenraum und damit die Muskulatur, welche die ableitenden Harnwege, Prostata und Blase umgibt, gestärkt.

Beckenbodengymnastik ist nicht nur für Parkinson-Patienten empfehlenswert, sondern für alle im fortgeschrittenen Alter, die unter Blasenschwäche, beginnender Inkontinenz, aber auch unter tiefsitzenden Rückenschmerzen und Haltungsschwäche leiden. Ist die Muskulatur im Beckenbereich trainiert, hat dies Auswirkungen auf die gesamte Körperhaltung, die Verdauung, die Atmung etc.

## Kreislaufstörung: Orthostatische Hypotonie

Bei Kreislaufstörungen durch „Absacken des Blutdrucks“ bzw. durch einen niedrigen Blutdruck hat sich als Heilpflanze der Rosmarin bewährt. Rosmarin wirkt kreislaufanregend und blutdrucksteigernd. Ein kleines Fläschchen mit dem naturreinen ätherischen Rosmarinöl in der Handtasche hilft in Notzeiten, neue Energie zu tanken, indem man daran schnuppert.
Wichtig sind zudem Wasseranwendungen, die die Blutgefäße trainieren und damit auch den Kreislauf stabilisieren. Geeignet sind alle Anwendungen, bei denen warmes und kaltes Wasser in Folge oder sogar im Wechsel angewendet wird – z. B. ein kurzes kühles Abduschen nach der morgendlichen warmen Dusche. Aber auch unaufwendigere Maßnahmen sind hilfreich:

Beispielsweise die Unterarme, hier insbesondere die Innenseiten, unter den laufenden Wasserhahn mit kaltem Wasser zu halten – das erfrischt! Die Maßnahme wird nicht umsonst „die Tasse Kaffee der Naturheilkundler" genannt.

Bei allen Wasseranwendungen mit kühlem oder kaltem Wasser ist es wichtig, dass die behandelte Körperregion vorher warm ist und die Kaltanwendung nur sehr kurz erfolgt.

## Mundtrockenheit

Bei Mundtrockenheit hilft ein Trick: Bewegen Sie die Zunge im Mund hin und her, von vorn nach hinten, von links nach rechts, über die Zähne usw. Dies aktiviert die Speicheldrüsen.

## Nervosität

Auch bei Nervosität konnten in der Parkinson-Selbsthilfegruppe Hof gute Erfahrungen mit Schüßler Salzen gemacht werden. Über 6–8 Wochen 3 x täglich je 2 Tabletten der folgenden Schüßler Salze einnehmen:

- 1. Tag: Nr. 2 Calcium phosphoricum
- 2. Tag: Nr. 7 Magnesium phosphoricum
- 3. Tag: Nr. 8 Natrium chloratum
- 4. Tag: Evtl. Nr. 5 Kalium phosphoricum, wenn ein Gefühl der Schwäche und Erschöpfung besteht.
- 5. Tag: wie 1. Tag.

Aus dem pflanzlichen Bereich möchten wir Ihnen die Heilpflanze Melisse, bekannt auch als die Zitronenmelisse, im wahrsten Sinne des Wortes „ans Herz legen". Die Melisse (*Melissa officinalis*) ist die optimale Heilpflanze bei nervös bedingten Beschwerden, ob es sich nun um nervöse Schlafstörungen, nervöse Verdauungsbeschwerden oder nervöse Kopfschmerzen handelt. Melissentee schmeckt sehr gut, man kann ihn auch mit etwas Zitronensaft und Honig abschmecken.

**Melissentee**

1 Teelöffel getrocknete Melissenblätter mit 1 großen Tasse kochendem Wasser überbrühen, zudecken und 10 Minuten ziehen lassen. Im Sommer kann man auch einige frische Melissenblätter zu Tee verarbeiten – das sieht zudem noch hübsch aus.

„Nervennahrung" kennen wir als Studentenfutter: Rosinen und Nüsse. Besonders geeignet sind Walnüsse, die gut für das Gehirn sind, und Mandeln, die uns mit wertvollen Mineralien versorgen und den Körper entsäuern. Wer keine Nüsse oder Mandeln kauen möchte, kann auf Nussmus und Mandelmus zurückgreifen, die es im Bioladen oder Reformhaus und im Supermarkt gibt. Anzumerken ist auch, dass uns häufig Dinge nervös machen und belasten, die eigentlich belanglos sein sollten. Professor Tobias Esch beschreibt eindrucksvoll, wie unangemessen unsere Stressreaktionen geworden sind: Eigentlich sehr sinnvolle körperliche Fluchtreaktionen auf Gefahren (z. B. die Flucht vor wilden Tieren) haben sich zu einer Belastung entwickelt. Heute stellen wir uns auf „imaginäre Löwen und Tiger" ein:

> „Das Problem bei uns modernen Menschen jedoch ist, dass wir uns den Stress denken, dass wir ihn morgen sehen, gestern sahen, uns ständig vorstellen, ihn in unseren Gedanken immer größer und bestimmender werden lassen. Der Löwe ist immer da. Auch haben wir uns eine stressige Umwelt geschaffen!

Schalten Sie den Fernseher ein – da ist ständig Alarm, Mord, Bedrohung, Lärm, Arbeitsstress, Beziehungsstress, Mobbing, Umweltbelastungen, lauter kleine und große Löwen, wenn auch an sich zumeist gar nicht real. Aber wir sind immer dabei, immer mittendrin. Dadurch dreht sich das natürliche Verhältnis um: In der Natur ist es eigentlich die Ausnahme, dass wir einem Löwen begegnen bzw. direkt bedroht werden, dass wir selbst um unser Leben kämpfen oder fliehen müssen. Da wir Menschen aber überall Löwen lauern sehen oder annehmen, es könnten ja doch vielleicht irgendwo welche lauern, sind wir immer im Stress. Es hört nie auf. Und das ist sehr ungesund."*

## Schluckstörungen

Bei Parkinson ist häufig das Schlucken erschwert. Folgende Lebensmittel sind leicht zu essen und dennoch gesund:

- Vollkornnudeln
- Grießbrei (gibt es auch in Vollkornqualität)

---

* Mitgliederzeitschrift Natur und Medizin 02/2009.

- Milchreis
- Schmelzflocken
- Hirsebrei
- Kartoffelbrei aus frisch gekochten Kartoffeln
- Apfelkompott
- Bananenmilch
- Fruchtbuttermilch
- Joghurt

Darüber hinaus hat sich bei erschwertem Schlucken in der Selbsthilfe das Schüßler Salz Nr. 11 Silicea D12 bewährt. 3 x täglich 2 Tabletten einnehmen – als Kur bzw., bis die Beschwerden besser werden.

## Schwindel

Bei Schwindel hat sich das Schüßler Salz Nr. 10 Natrium sulfuricum D6 bewährt. Im akuten Anfall 3–5 Tabletten einnehmen.
Denkbar ist auch ein Therapieversuch mit dem homöopathischen Kombinationsmittel Vertigoheel®. Dosierung nach Packungsanleitung.

## Wadenkrämpfe

Auch bei Wadenkrämpfen haben sich Schüßler Salze bewährt. In Frage kommen folgende Salze:

- Nr. 7 Magnesium phosphoricum: 10 Tabletten in einem Glas mit heißem Wasser auflösen und schluckweise trinken.
- Nr. 2 Calcium phosphoricum: 10 Tabletten in einem Glas mit heißem Wasser auflösen und schluckweise trinken.

Bitte probieren Sie aus, welches Mittel für Sie besser ist.

## Der ganzheitliche Blick

Als homöopathischer und anthroposophischer Arzt hat sich der Autor zusammen mit der Parkinson-Selbsthilfegruppe Hof viele Jahre mit therapeutischen Ansätzen beim Parkinson beschäftigt. Dabei hat er ein ergänzendes Therapiekonzept entwickelt, das zu spürbaren Verbesserungen besonders in der Lebensqualität führt.

Im Unterschied zur konventionellen Medizin wird hier aktiv in den Körperhaushalt eingegriffen, werden nicht fehlende Substanzen ersetzt oder übermäßig vorhandene Substanzen unterdrückt. Homöopathie wie Anthroposophische Therapie haben das Ziel, die Regulationsfähigkeit des Patienten zu verbessern. Dies bedeutet, dass die Regulationssysteme – Nervensystem, Verdauung, Niere und Blase, Muskeln, Stoffwechsel – in ihrer Funktionsfähigkeit verbessert werden. Den eingetretenen Substanzverlust können sie natürlich nicht rückgängig machen.

Die schulmedizinische Sicht des Morbus Parkinson konzentriert sich auf die – real vorhandene – Degeneration der *Substantia nigra* im Gehirn.

Entsprechend besteht die Therapie vorrangig darin, das fehlende Dopamin zu ersetzen. Dieser Ansatz ist, wenn auch nicht falsch, in gewisser Weise durch ein mechanistisches Denken geprägt. Daher scheint es uns erforderlich, die Krankheit auch noch aus anderen Perspektiven zu betrachten.

## Stress regulieren

Eine besondere Bedeutung für Parkinson hat das Dopamin. Dopamin ist ein Neurotransmitter, also ein Überträgerstoff von einer Nervenzelle auf die andere. Dopamin findet sich vor allem im Gehirn und im Nebennierenmark und stellt eine Vorstufe der akuten „Stresshormone" Adrenalin und Noradrenalin dar.

Diese Stresshormone führen zu einer erhöhten Leistungsfähigkeit, zu einer Verbesserung von Bewegung und Wachheit. Beim Morbus Parkinson besteht eine Degeneration der dopaminergenen Rezeptoren in der Substantia nigra. Dies führt zu einer verminderten Hemmung der Bewegungsabläufe und entsprechenden Folgen in den Koordinationsabläufen.

Der Sympathicus und das damit verbundene adrenerge System haben im Bereich des Kopfes an Kraft verloren. Nun dominiert der Gegenspieler, der Parasympathicus mit dem cholinergen System. Es ist so, als ob der Körper sagt: Ich will keinen Stress mehr! Es ist demnach sinnvoll, den Umgang mit Stress zu üben und Entspannungsverfahren zu erlernen.

## Eisen und Kupfer verordnen

Auch auf anatomischer Ebene lassen sich Hinweise über die Erkrankung ableiten. So kommt es beim Parkinson zu einem Abbau, einem Verblassen melaninhaltiger Strukturen im Gehirn. Melanin ist eine eisenhaltige Struktur. Man kann in gewisser Weise von einer „innerlichen Anämie, einer hirnbetonten Bleichsucht des Alters" sprechen. Die Patienten sind ganz wie die bleichsüchtigen Mädchen und Jungen in der Pubertät „gehemmt" und zittern innerlich und äußerlich. Dies legt nahe, eisenhaltige oder auch kupferhaltige Präparate einzusetzen.

## Vegetative Beschwerden lindern

Die Diagnose eines Morbus Parkinson wird vor allem durch die klinischen Symptome gestellt, die weiter oben bereits beschrieben wurden. Kennzeichnend ist die Dreiheit von Tremor, Akinesie und Rigor. Diese Symptome beschreiben Bewegungsstörungen.

Daneben kommt es, wie beschrieben, zu zahlreichen Störungen des vegetativen Nervensystems, besonders zu Kreislaufstörungen, Blasenfunktionsstörungen und einer Neigung zur Obstipation (d. h. zu einer Verlangsamung der Bewegung im Darm), zu einer Minderung der Sexualfunktion, einer Störung der Schweißregulation und der Wärmefunktion. Uns begegnet eine allgemeine Verlangsamung im Stoffwechsel und im Muskelsystem.

Für eine ganzheitliche Therapie bedeutet dies, dass ein wesentlicher Bestandteil des Therapiekonzeptes die Linderung vegetativer Beschwerden darstellen muss.

## Seelische Begleitsymptome – auch bei pflegenden Angehörigen – beachten

In der Regel sind die Patienten, wenn sie an einem Parkinson leiden, deutlich in ihrer Beweglichkeit beeinträchtigt. Hinzu kommt in vielen Fällen eine soziale Isolierung. Häufig ziehen sich die Betroffenen zurück, fühlen sich wie Gefangene im eigenen Körper. Nachdem man sein Leben immer gemeistert hat und alles unter Kontrolle hatte, fällt es nun schwer zu akzeptieren, dass nicht mehr alles so schnell geht wie früher, dass die Muskeln nicht gehorchen wollen, dass man auf fremde Hilfe angewiesen ist.

Die Erkrankung verändert nicht nur das eigene Leben, sondern auch die Beziehungsmuster. So kann ein gewisser Rollentausch bei den Ehepartnern stattfinden, und jeder muss sich in seiner Rolle neu wiederfinden und sie akzeptieren. Es besteht die Gefahr, dass pflegende Angehörige die Erkrankten dominieren. Auf der anderen Seite müssen Angehörige lernen, auf die eigenen Kräfte zu achten, das eigene Leben nicht aufzugeben.

Durch Selbsthilfestrategien können Betroffene zu jedem Zeitpunkt und in jedem Stadium der Erkrankung etwas für sich selbst tun. So können sie ihre Autonomie bewahren und – z. B. durch stressreduzierende Maßnahmen – Belastungssituationen begegnen, ohne von anderen allzu abhängig zu sein.

## Biographie und Lebensstil im Blick behalten

Zu den biographischen Ursachen des Parkinson ist wenig bekannt. Die Erfahrungen der Selbsthilfegruppe lassen aber – über das Leben hin betrachtet – eine Überaktivität des „Tagmenschen" gegenüber dem „Nachtmenschen" erkennen. Es scheinen vor allem Menschen parkinsongefährdet zu sein, die ständig unter Druck gearbeitet haben. Diese Schlagworte – „Tagmensch" und „Nachtmensch" – lassen sich auch mit dem chinesischen Bild von Yin und Yang verdeutlichen. Yin steht für die Nacht, für Passivität, Empfangen, Weiblichkeit. Yang steht für den Tag (hier also für den Tagmenschen), damit für das männliche Prinzip, für Aktivität und Leistungsbereitschaft.

Die Anthroposophische Medizin versteht Krankheit als Ungleichgewicht, als Weg und Hinweis, dieses Ungleichgewicht auszuglei-

chen. Im Falle der Parkinson-Erkrankung bedeutet dies, ein Übermaß an Leistungsbereitschaft, Disziplin und Ehrgeiz auszugleichen.
Die Betrachtung der Biographie weist bereits darauf hin, dass fehlende Ruhepausen und eine Überbetonung von Leistung und Aktivität einen Parkinson begünstigen. Für die Therapie stellt sich die Aufgabe, einen Lebensstil zu üben, der regelmäßige Pausen, Regeneration und Entspannung ermöglicht.

## Die Homöopathie

Die Homöopathie ist eine Reiz-Regulationstherapie, bei der durch einen gezielten Arzneireiz die körpereigene Regulation verbessert wird. Die Arzneimittel werden je nach der vorherrschenden Symptomatik ausgewählt. Üblicherweise wird dabei nach dem der Homöopathie zugrundeliegenden Simile-Prinzip („Ähnliches mit Ähnlichem behandeln") dasjenige Arzneimittel gewählt, welches beim Gesunden eine der Krankheitssymptomatik ähnliche Symptomatik hervorruft. So wird beispielsweise das Arzneimittel Gelsemium, hergestellt aus der Giftpflanze Weißer Germer, bei genau denjenigen Symptomen verabreicht, die auch bei der Vergiftung durch die Pflanze auftreten: grippeartige Beschwerden, Kopfschmerzen, starkes Zittern. Bei Parkinson werden Mittel eingesetzt – z. B. die Tollkirsche und der Fliegenpilz – die auch als Ausgangssubstanzen für chemisch-synthetische Parkinson-Medikamente dienen und in der Parkinson-Therapie üblich sind.

Die homöopathischen Präparate aus den entsprechenden Pflanzen werden ärztlich verordnet und zusätzlich zur Standardmedikation eingenommen. Sie wirken nicht als Ersatz, sondern verbessern vielmehr die Aufnahme und Verwertung der chemisch-synthetischen Mittel und ermöglichen somit eine geringere Dosierung.

## Die Anthroposophische Medizin

Die Anthroposophische Medizin basiert auf der von Rudolf Steiner entwickelten Anthroposophie. Sie wurde von der Ärztin Ita Wegman maßgeblich geprägt und weiterentwickelt. Die Anthroposophische Medizin versteht sich als Erweiterung der naturwissenschaftlich orientier-

ten konventionellen Medizin. Sie verfügt über ein eigenes Menschenbild, das über die physischen Aspekte des Menschen weit hinausgeht und sowohl seelische Qualitäten als auch den „Sinn“ einer Erkrankung im Rahmen der eigenen Biographie zu berücksichtigen sucht. Krankheit entsteht nach dem Verständnis der Anthroposophischen Medizin durch ein Ungleichgewicht oder einseitige Belastungen. Gesundung bzw. Therapie bedeutet, dieses Ungleichgewicht – auch durch aktive Mitarbeit des Patienten – wieder auszurichten. Die Anthroposophische Medizin verwendet eigene Arzneimittel. Daneben spielen künstlerische Therapien (plastisches Gestalten, therapeutisches Malen, Musiktherapie), die von Ita Wegman entwickelte „rhythmische Massage“, die Heil-Eurythmie und eine anthroposophisch orientierte Psychotherapie eine wichtige Rolle.
In unserem Zusammenhang von Interesse ist, dass die Anthroposophische Medizin auch Organpräparate einsetzt. Organpräparate werden meist aus tierischen Organteilen als Ausgangssubstanzen hergestellt und potenziert aufbereitet. Das Präparat wird als arzneilicher Reiz zur Verbesserung der Eigenregulation verstanden.

## Das Therapieschema

Bei der Behandlung von Parkinson können erfahrungsgemäß die besten Erfolge aus einer Basis-Kombination von drei Arzneimitteln erzielt werden:

- Das erste Mittel ist ein Organpräparat: Regio substantiae nigra D8–D12. Es enthält Gewebe der schwarzen Substanz im Gehirn als Ausgangssubstanz. Diese Ausgangssubstanz wird in der weiteren Arzneimittelverarbeitung potenziert, d. h. stufenweise verdünnt und verschüttelt. Das Mittel der Firma WALA wird als subkutane Injektion (unter die Haut gespritzt) verabreicht.
- Kombiniert wird dieses Organpräparat mit zwei homöopathischen Mitteln, die quasi die gleichen Ausgangssubstanzen wie die chemisch-synthetischen Anticholinergika (S. 21) verwenden: Tollkirsche (*Belladonna*) und Fliegenpilz (*Agaricus muscarius*).

  So wird statt der Belladonna-Reinalkaloide das homöopathische Mittel Belladonna D12 bis D30 eingesetzt. Alternativ wird ein homöopathisches Mittel aus dem Fliegenpilz,

Agaricus muscarius D6, welches eine muscarinerge, also entspannende Wirkung zeigt, eingesetzt.
- Schließlich hat es sich bewährt, ein Mittel aus der Eisengruppe ergänzend einzusetzen. Diese Mittel dienen in besonderem Maße dazu, die Gestaltung des Bewegungsablaufes zu verbessern.

## Die einzelnen Mittel

Mit dem Präparat **Regio substantiae nigra** lassen sich in der Regel die Beweglichkeit und die Fließbewegungen bei den Patienten deutlich verbessern. Man muss das Präparat circa zweimal pro Woche bis zweimal am Tag injizieren und wird auch bei fortgeschrittenen Fällen oft noch eine gute Stabilisierung erreichen. Besonders die Fluktuationen lassen dadurch nach. Es wirkt also ähnlich wie ein Dopaminagonist*.

**Agaricus muscarius** hilft besonders bei den Überbewegungen, stärkt aber auch allgemein die Hirnleistung. Es ist ein Hauptmittel gegen

---

* Zur Erinnerung: Dopaminagonisten stimulieren die Produktion von Dopamin.

die unwillkürlichen Bewegungen, die Hyperkinesien.
Hingegen hilft das homöopathische Anticholinergikum, die **Belladonna**, besonders gegen den Speichelfluss und das Schwitzen und sollte allgemein zur Stärkung der kognitiven Funktionen auch schon bei Verdacht auf einen Parkinson gegeben werden. Weitere Hinweise sind ein Bluthochdruck und ein rotes Gesicht bei eher kalten Gliedmaßen.
Eine ähnliche Wirkung wie mit dem chemisch-synthetischen Amantadin erreicht man durch das homöopathische Arzneimittel **Gelsemium**, besonders in der D30, wenn der Kopf wie betäubt wirkt und ein starkes Zittern und Schwäche der Beine vorhanden sind (Tremor).
Dopaminagonisten haben meistens das Mutterkorn als Grundlage. Entsprechend lassen sich hier mit Mutterkorn (**Secale**) in homöopathischer Dosierung teilweise noch frappierende Verbesserungen erzielen, besonders dann, wenn der Parkinson auf arteriosklerotischer Grundlage beruht und mit Taubheits- oder brennenden Gefühlen einhergeht. Meistens besteht auch eine Apraxie (Gangunsicherheit) und ein allgemein abgemagerter Status.

Durchaus zentral in der Behandlung sind Präparate der **Eisengruppe**, um den leeren „Akku" wieder zu stabilisieren, wobei eine weitere Differenzierung sicherlich immer notwendig ist. Wenn angezeigt, ist **Mangan** von unschätzbarem Wert, besonders aber das **Kupfer**, das gegen die Alpträume und Ängste des Parkinson-Patienten eine wesentliche Hilfe darstellt. Viele Parkinson-Patienten sind in einer Grenzsituation, sie sehen schon hinter den Vorhang, also über die Grenze des Todes hinaus, und was sie da erleben, kann tatsächlich oft ängstigen.

Das **Eisen** ist immer wieder wichtig bei Bewegungshemmungen und vermehrter Neigung zu Trippelschritten, Zink bei der Neigung zum Tremor.

Praktisch gesehen wird man zumeist mit einer Kombination aus Madopar und wenigen anderen schulmedizinischen Mitteln und Homöopathika auskommen, so dass die gefährlichen Neben- und Wechselwirkungen von zu vielen Medikamenten deutlich gelindert werden.

| Die Mittel in den folgenden Tabellen werden ärztlich verordnet und zur begleitenden Parkinson-Therapie eingesetzt. |
| --- |

## Anthroposophische und homöopathische Basismittel

| Mittel | Leitsymptome | Dosierung |
|---|---|---|
| Agaricus muscarius D6 (verschiedene Hersteller) | „Freeze"-Symptome; stärkt die Hirnleistung und hilft gegen die unwillkürlichen Zuckungen (Dyskinesien) | 3 x täglich 10 Globuli |
| Atropa Belladonna e radice D10–D30 (WALA) | Homöopathisches Anticholinergikum: Speichelfluss, Schwitzen, von besonderer Bedeutung im Frühstadium der Erkrankung | 1–3 x täglich 10 Globuli |
| Gelsemium D30 (verschiedene Hersteller) | Homöopathisches Amantadin; wie gelähmt, grippeartiges Gefühl im Kopf, starkes Zittern, Schwäche der Beine | bei Bedarf 1 x täglich 10 Globuli |
| Gelsemium comp. (WALA) | Dumpfer Kopf und starkes Zittern von Beinen und Armen, Lider wollen vor Müdigkeit zufallen; subkutan gespritzt eine schnelle Hilfe in der Parkinsonkrise | bei Bedarf 1 x täglich subkutan gespritzt oder 3 x täglich 10 Globuli |

| Mittel | Leitsymptome | Dosierung |
|---|---|---|
| Secale D12 (verschiedene Hersteller) | Arteriosklerotische Grundlage des Parkinson, bei Taubheitsgefühlen oder Brennen in den Beinen (Polyneuropathie), Ataxie, meistens abgemagerte Menschen | 1 x täglich 10 Globuli |
| Regio substantiae nigra D8–D12 (WALA) | Hilft, mit weniger Medikamenten auszukommen; Patienten haben seltener Blockaden, fühlen sich insgesamt frischer und beweglicher | 1 x täglich bis 2 x pro Woche subkutan gespritzt |

## Regulierung des Bewegungsablaufes: Die Eisenreihe

| Mittel | Leitsymptome | Dosierung |
|---|---|---|
| Zincum metallicum D12 (verschiedene Hersteller) | Unruhige Hände und Beine besonders zur Nacht | 1 x täglich 10 Globuli zur Nacht |

| Mittel | Leitsymptome | Dosierung |
|---|---|---|
| Cuprum arsenicoscum D12 (verschiedene Hersteller) | Bei Wahnvorstellungen, bewährt bei Alpträumen und psychotischen Zuständen durch Überdosierung von L-Dopa, auch bei Wadenkrämpfen | 3 x täglich 10 Globuli |
| Cuprum metallicum praeparatum D6 (WELEDA) | Bei Menschen, die schon bei einfachen Alltagsbelastungen in große Aufregung und inneres Vibrieren kommen, Stimmstörung, eher heisere Patienten | 3 x täglich 10 Globuli |
| Manganum aceticum D12 (verschiedene Hersteller) | Eher blasse Patienten, Neigung, beim Laufen nach hinten zu fallen, bei Überbewegungen; Knieschmerzen, beim Laufen nach vorn gebeugt | 1 x täglich 10 Globuli |
| Skorodit Kreislauf Globuli velati (WALA) | Schnelle Hilfe bei Erschöpfung und niedrigem Blutdruck | 3 x täglich 10 Globuli |
| Ferrum metallicum D12 (verschiedene Hersteller) | Antriebshemmung, depressive Verstimmung, Schwäche der Aufrichtung, Verspannungen der Schulter-Nacken-Muskulatur und oft auch der Schultern | 1 x täglich 10 Globuli |

## Andere wichtige Mittel bei Parkinson

| Mittel | Leitsymptome | Dosierung |
|---|---|---|
| Mercurius solubilis LM 6 (verschiedene Hersteller) | Extremer Speichelfluss und Zittern, bei Verdacht auf Amalgam-Vergiftung | 1 x täglich 10 Tropfen für 6 Wochen |
| Selenium D12 (verschiedene Hersteller) | Salbengesicht mit großer Schwäche, wenn parallel eine Prostataerkrankung vorhanden ist | 1 x täglich 10 Globuli |
| Skorodit D6 (WELEDA) | Standardmittel bei nervöser Erschöpfung und niedrigem Blutdruck | 3 x täglich 10 Tropfen |

# Therapie bei häufigen Beschwerden

| Antriebslosigkeit | | |
|---|---|---|
| **Mittel** | **Leitsymptome** | **Dosierung** |
| Misteln in homöopathischen Potenzen (D10), besonders Eschenmistel, z. B. abnobaVISCUM fraxini D10 ( ABNOBA) oder Eichenmistel | Stark erschöpfte Patienten (Eschenmistel eher bei Frauen, Eichenmistel bei Männern) | 1 x pro Woche bis 1 x pro Monat subkutan |
| Tannenmistel, Iscucin abietis C (WALA)<br>oder<br>Weidenmistel, Iscucin salicis C (WALA) | Empfindlicher Magen, Schlaflosigkeit, Depression, stetes Frieren, Erstarrung<br>Schmerzhafte Schulter-Nackenverspannungen, fibromyalgieartige Beschwerden | 1–2 x pro Woche bis 1 x pro Monat |
| Eisenverbindungen in homöopathischen Dosierungen, z. B. Ferrum sesquichloratum D12 oder | Blasse Patienten, steife Schultern, Gastroptose | 1 x täglich 10 Globuli |

| Mittel | Leitsymptome | Dosierung |
|---|---|---|
| Arseneisen, z. B. Skorodit Kreislauf Globuli velati (WALA) | Niedriger Blutdruck | 3 x täglich 10 Globuli |
| Ferrum hydroxydatum D6 (WELEDA) | Wenn parallel das Gefühl besteht, dass zu viel auf den Schultern lastet, man „zu viel tragen muss“ | 1–3 x täglich 1 Messerspitze |

| Bluthochdruck | | |
|---|---|---|
| **Mittel** | **Leitsymptome** | **Dosierung** |
| Scleron (WELEDA) | Blasser Bluthochdruck bei Parkinson | 2 x täglich 1 Tablette für 6–8 Wochen, dann Pause und nach einigen Monaten evtl. wiederholen |
| Atropa Belladonna e radice D20 (WALA) | Roter Bluthochdruck mit meist eher kalten Füßen und Händen | 1 x täglich 10 Globuli |

| Durchfall und Darmträgheit | | |
|---|---|---|
| **Mittel** | **Leitsymptome** | **Dosierung** |
| Beim Parkinson sind häufig arsenhaltige Verbindungen, z. B. Arsenicum album D6 (verschiedene Hersteller), gut wirksam | Sehr hagere und unruhige Patienten mit Durchfallneigung | 3 x täglich 10 Tropfen |
| Stibium arsenicosum D4 (WELEDA) | Bei schweren Durchfallerscheinungen wie z. B. von Clostridien | Stündlich 1 Messerspitze |
| Opium D30 (verschiedene Hersteller) | Bei schwersten Verstopfungen. Wenn Patient zum Schnarchen neigt (in der Regel eher kräftige Patienten) | 1 x täglich 10 Globuli für 1 Woche |
| Ferrum silicium comp. (WALA) | Darmträgheit, bei eher hageren frierenden Patienten | 3 x täglich 10 Globuli |

| **Fettige Haut** | | |
| --- | --- | --- |
| **Mittel** | **Leitsymptome** | **Dosierung** |
| Selen D12 (verschiedene Hersteller) | Wenn begleitend eine sexuelle Schwäche besteht | 1 x täglich 10 Globuli |
| Natrium muriaticum D12 (verschiedene Hersteller) | Wenn begleitend viel Trauer besteht, Neigung zu Lippenherpes | 1 x täglich 10 Globuli |
| Plumbum metallicum D12 (verschiedene Hersteller) oder besser noch Galenit (Plumbum sulfuricum) Weleda Ampullen | Wenn begleitend ein blasser Bluthochdruck und eine Geruchsüberempfindlichkeit besteht | 1 x täglich 10 Globuli für maximal 6 Wochen<br>1 x täglich bis 1 x/Woche subkutan gespritzt |

| Gelenk- und Muskelschmerzen | |
|---|---|
| **Mittel** | **Dosierung** |
| Basismedikament ist hier Plantago-Primula cum Hyoscyamo (WELEDA), das geradezu regelmäßig auch einen vorhandenen Rigor verbessert. | 1 x täglich bis 1 x/Woche 1 Ampulle subkutan gespritzt bis zur Besserung |
| Ergänzend ist oft von guter Wirkung Solum Öl (WALA), 1–3 x täglich lokal einreiben (eher dumpf empfundene Schmerzen) oder Aconit Schmerzöl (WALA) (helle scharfe Schmerzen) | |

| Harndrang | | |
|---|---|---|
| **Mittel** | **Leitsymptome** | **Dosierung** |
| Sepia D6 (verschiedene Hersteller) | Plötzlicher Harndrang bei Parkinson kann auf Sepia D6 hinweisen. Sepia ist ein auch allgemein beim Parkinson wichtiges Mittel (homöopathische Substantia nigra). | 3 x täglich 10 Globuli |

| **Kreislaufstörungen** | | |
|---|---|---|
| Skorodit Kreislauf Globuli velati (WALA) | Das mit weitem Abstand bewährteste Mittel bei Kreislaufstörungen und orthostatischer Hypotonie; stark erschöpfte Patienten | 3 x täglich<br>5 Globuli |
| Tannenmistel, Iscucin abietis C (WALA) | Empfindlicher Magen, Schlaflosigkeit, Depression, stetes Frieren, Erstarrung | 1–2 x pro Woche bis 1 x pro Monat |
| Eisenverbindungen in homöopathischen Dosierungen, z. B. Ferrum sesquichloratum D12, <u>oder</u><br>Arseneisen, z. B. Skorodit enthalten in Skorodit Kreislauf Globuli velati (WALA) | Blasse Patienten, steife Schultern, schwacher Magen (Gastroptose)<br><br>Niedriger Blutdruck | 1 x täglich<br>5 Globuli<br><br>3 x täglich<br>5 Globuli |
| Ferrum hydroxydatum D6 (WELADA) | Wenn parallel das Gefühl besteht, dass zu viel auf den Schultern lastet, man „zu viel tragen muss“ | 1–3 x täglich<br>1 Messerspitze |

| **Missempfindungen** | | |
|---|---|---|
| **Mittel** | **Leitsymptome** | **Dosierung** |
| Agaricus muscarius D6 (verschiedene Hersteller) | Standardmittel, besonders, wenn auch Überbewegungen vorhanden sind | 3 x täglich 10 Globuli |
| Cobaltum nitricum D6–12 (verschiedene Hersteller) | Missempfindungen an Beinen und Armen | 1–3 x täglich 10 Globuli |
| Secale cornutum D12 (verschiedene Hersteller) | Wenn neben dem Parkinson eine periphere arterielle Verschlusskrankheit (pAVK) und/oder Demenz bekannt ist | 1 x täglich 10 Globuli |

| **Nächtliche Schweißausbrüche** | | |
|---|---|---|
| In Frage kommen die bekannten homöopathischen Parkinsonmittel wie Sepia, Ferrum oder Mercurius | Auswahl je nach Typus von einem erfahrenen Homöopathen | Nach Rücksprache mit dem Arzt |

| Sexuelle Schwäche | | |
|---|---|---|
| **Mittel** | **Leitsymptome** | **Dosierung** |
| Selen D6 (verschiedene Hersteller) | Sexuelle Schwäche und Salbengesicht | 3 x täglich 5 Globuli, für 6 Wochen |
| Cobaltum nitricum D6 (verschiedene Hersteller) | Sexuelle Schwäche, Rückenschmerzen, Unfähigkeit, den Rumpf aufzurichten, Gefühlsstörungen an den Beinen | 3 x täglich 5 Globuli |
| Tannenmistel, z. B. Iscucin abietis C (WALA) | Sexuelle Schwäche, Steifheitsempfinden der Arme und Beine, nächtliche Schlafstörungen, starkes Frieren | 1–2 x pro Woche subkutan gespritzt |

| Stimmungstief | |
|---|---|
| **Mittel** | **Dosierung** |
| Hypericum Auro cultum D3 (WELEDA) | 3 x täglich 10 Tropfen |

| **Übelkeit** | | |
|---|---|---|
| **Mittel** | **Leitsymptome** | **Dosierung** |
| Gentiana lutea 5 % (WELEDA) | Übelkeit in der Magengegend mit Völlegefühl | 3 x täglich 10 Tropfen |
| Gentiana Magen Globuli velati (WALA) | Parallel starke Gereiztheit | 3 x täglich 10 Globuli |

| **Verlangsamung der Denk- und Bewegungsabläufe** | | |
|---|---|---|
| Helleborus niger D12 | Hauptmittel, wenn auch eine Vereinsamungsdepression vorhanden ist | 1 x täglich 10 Globuli |

## Ganzheitliche Physikalische Therapie

*(Sven Ehrich)*

Durch eine langjährige Behandlungserfahrung an Tausenden von Patienten können wir die Wichtigkeit komplementärer Therapien, ergänzend zur medikamentösen Einstellung, nur unterstreichen. Da die Behandlungsmöglichkeiten in unserer Physikalischen Therapieabteilung weit über die bei der Parkinson-Erkrankung üblicherweise verordneten Therapien hinaus gehen, verwenden wir die Bezeichnung „Ganzheitliche Physikalische Therapie".

Eine solche Ganzheitliche Physikalische Therapie ist immer eine individuelle, persönliche Behandlung, die das Wohl und die Gesundheit des einzelnen Menschen in den Vordergrund stellt. Jeder Patient hat seine eigene Krankengeschichte und seinen ganz persönlichen Verlauf. Deshalb ist es selbstverständlich, dass nur eine individuelle Therapie die besten Resultate zeigen wird, beim Parkinson-Patienten ist dies meistens eine sinnvolle Kombination mehrerer sich ergänzender Behandlungen. „Ganzheitlich" kann jedoch auch bedeuten, dass mehrere Wege zum Ziel führen. Ein Beispiel dafür ist die nachfolgend beschriebene Therapiekombination.

## Akupunkt-Massage nach Penzel

Die Akupunkt-Massage nach Penzel (APM) ist eine ganzheitliche Behandlungsmethode, die auf der chinesischen Akupunkturlehre basiert. Im Unterschied zur Akupunktur werden die Punkte jedoch nicht genadelt, sondern massageartig tonisiert. Zudem werden nicht nur einzelne Akupunkturpunkte behandelt, sondern ganze Meridiane (Leitbahnen) und Meridiangruppen.
Zur APM gehört auch die sanfte Behandlung der Wirbelsäule, der Arm- und Beingelenke, z. B. bei Blockaden. In Bad Nauheim wenden wir die APM seit fast 20 Jahren an. Die Erfolge sind gerade bei den funktionellen Beschwerden, aber auch bei Schmerzen (ca. 80 % unserer Patienten leiden unter Schmerzen) sehr gut. Zusätzlich zur ausführlichen Eingangsbefundung des Patienten erhalten wir durch ein computergestütztes Messverfahren einen noch tieferen Einblick in das Regulationsverhalten des Menschen, um die Therapie entsprechend anzupassen.

## Pneumatische Pulsationstherapie

Anders als bei der herkömmlichen Schröpftherapie werden bei der Pneumatischen Pulsationstherapie in einem Saugglas rhythmisch pulsierende Unterdruckwellen erzeugt. Sie verlaufen vertikal zur Hautoberfläche und entwickeln durch die Wechselwirkung von Unterdruck und atmosphärischem Druck ein Vakuum.
Durch die im Körpergewebe ausgelösten Permanentschwingungen werden auch die tiefer gelegenen Schichten des Unterhautgewebes besonders wirksam stimuliert. Bei den Parkinson-Patienten, die unter einem Rigor (Steifigkeit) leiden, ist durch den hohen Tonus die Sauerstoffversorgung des Muskels reduziert, und der Patient muss, durch den erhöhten Tonus der das Gelenk umgebenden Muskulatur, erhöhten Widerstand überwinden.
Um die Beweglichkeit zu verbessern, ist eine Vorbehandlung der Strukturen notwendig, damit im Anschluss eine effektive Dehnung von Muskeln, Bändern und Sehnen erfolgen kann. Diese Vorbehandlung kann mit einer intensiven Pulsationsbehandlung an nahezu allen Körperbereichen durchgeführt werden (da die Bewegung sämtlicher Gewebsflüssigkeiten angeregt

wird, kann z. B. auch eine Rückenbehandlung im Sinne einer Umstimmungstherapie eine positive Wirkung zeigen). Für den Patienten kann die Behandlung durch stufenloses Einstellen der Intensität so angenehm wie möglich gestaltet werden.

## Entspannungstherapie

Wir sehen gerade beim mobilen Parkinson-Patienten ein deutliches Missverhältnis zwischen Anspannung und Entspannung, zwischen Aktivität und Regeneration. Da dauernde Anspannung und Stress (besonders der Disstress – negativer Stress – Druck und Übermaß an Anforderung) zur Verstärkung von Krankheitszeichen und Schmerzen führen können, hat der Bereich der Entspannung neben der Bewegung einen hohen Stellenwert.

Neben den bekannten Verfahren wenden wir seit ca. zwei Jahren die Schallwellentherapie oder Schallwellenmassage an. Bei dieser Therapie werden harmonische Schwingungen im hörbaren Bereich direkt mit Hilfe der in eine Matte eingearbeiteten Schallgeber als Ganzkörperbehandlung auf den Körper appliziert, hier

wahlweise als ganze Musikstücke oder Ton-Klangkombinationen. Die Patienten beschreiben, dass durch dieses Verfahren ein intensives und zugleich aktivierendes Entspannungsgefühl eintritt.
Das Ziel ganzheitlicher physikalischer Behandlungen liegt – gerade beim mobilen Patienten – darin, mit therapeutischen Maßnahmen zur richtigen Zeit bestimmte Regulationsmechanismen anzustoßen und bei der Verbesserung und Linderung von Beschwerden zu helfen. Dann aber sollte im Mittelpunkt der Therapie stehen, den Patienten zu motivieren, achtsam mit sich umzugehen. Außerdem wollen wir ihm Wege aufzeigen, eigenverantwortlich Möglichkeiten zu finden, wieder Freude an Aktivität, aber auch an Entspannung zu finden. Der Satz eines Patienten mag hier als Beispiel dienen:

> „Früher habe ich über meine Krankheit nachgedacht und was ich alles nicht mehr kann, jetzt denke ich darüber nach, was ich für meine Gesundheit tun kann, was ich machen kann und was mir guttut."

* * *

Der Bericht von Sven Ehrich ermutigt dazu, bei Parkinson Verfahren aus dem erweiterten Bereich der Physiotherapie einzusetzen:

- Informationen zur Akupunktmassage nach Penzel finden Sie bei der Europäischen Penzel-Akademie (www.apm-penzel.de).
- Die Pneumatische Pulsationstherapie ist eine Form der Schröpfkopfbehandlung. Eine – wenn auch sehr viel simplere – Variante für die Selbstbehandlung wäre die Massage mit einem Schröpfkopf mit Saugglas. Auch wenn diese Form der Massage an sich einfach durchzuführen ist, möchten wir Ihnen raten, zunächst einen naturheilkundlichen Therapeuten aufzusuchen und sich die Anwendung zeigen zu lassen.
- Die Schallwellentherapie darf nicht mit der Stoßwellentherapie verwechselt werden. Bei der von Herrn Ehrich beschriebenen Therapie handelt es sich um eine Matte, mit deren Hilfe Klänge/Töne auf der gesamten Körperoberfläche appliziert werden und diese Schallwellen – im Gegensatz zur Musiktherapie, die nur über die Wahrnehmung mit dem Ohr arbeitet – im ganzen Körper gespürt werden können. Nehmen Sie auch diesen Hinweis als Anre-

gung dafür, wie vielversprechend sanfte Ganzkörperbehandlungen sind. Als Alternative zur Schallwellentherapie könnte dies beispielsweise auch eine Therapie mit Klangschalen o. Ä. sein. Informationen zur Schallwellentherapie finden Sie im Internet unter www.schober-medicare.de.

Informationen zum vorgestellten Behandlungskonzept erhalten Sie hier:

Naturheilpraxis Sven Stefan Ehrich
Heilpraktiker, Masseur, med. Bademeister
info@naturheilpraxis-ehrich.de
www.naturheilpraxis-ehrich.de

# Zum Schluss

Wie bereits im Kapitel über die homöopathische und Anthroposophische Medizin deutlich wurde, zielen die Verfahren der Komplementärmedizin im Wesentlichen darauf ab, die Körperregulation zu verbessern.
Sie versuchen, über gezielte Reize die Regulationssysteme zu optimieren und dadurch die Lebensqualität zu verbessern, den Verlauf der Erkrankung günstig zu beeinflussen und die Begleitsymptome zu lindern.
Der Weg zur Gesundheit führt durch viele Türen. Es gibt zahlreiche Möglichkeiten für Parkinson-Patienten und ihre Angehörigen, aktiv zu werden und die eigene Gesundheit zu verbessern.
Die Aktivitäten aus der Parkinson-Selbsthilfegruppe Hof zeigen, wie erfolgreich derartige Bemühungen sind. Sie zeigen, wie wichtig es ist, die Gesundheit auch bei schwer zu therapierenden Erkrankungen aktiv zu fördern und welcher Spielraum hier letztlich doch besteht. Sie machen Mut, sich an andere Betroffene zu wenden. Sie fordern außerdem dazu auf, dass auch die Angehörigen sich fürsorglich um sich selbst

kümmern, ihre Energiereserven immer wieder auffüllen.
Auf dem Weg, mit der Parkinson-Krankheit zu leben, dieses Schicksal anzunehmen, ohne den eigenen Körper, der nicht mehr so funktioniert, wie man das von ihm gewohnt ist und von ihm erwartet, als Feind zu betrachten, jedoch auch ohne sich selbst dabei aufzugeben – auf diesem lebenslangen Weg wünschen wir Ihnen viel Kraft.

# Der Autor

**Dr. Johannes Wilkens** ist Ärztlicher Direktor der Alexander von Humboldtklinik Bad Steben. In die Klinik integriert ist seine private Praxis für klassische Homöopathie und Anthroposophische Medizin. Schwerpunkte der Praxis sind neben der Onkologie neurologische Leiden wie Multiple Sklerose, Parkinson und Schlaganfall. Schwerpunkt seiner regen Forschungsarbeit sind Behandlungskonzepte für die großen Volkskrankheiten. Er ist Autor von zahlreichen Büchern.

# Die Autorin

**Dr. Annette Kerckhoff**, BSc Komplementärmedizin und European Master of Health Promotion ist seit fast zwei Jahrzehnten auf die laienverständliche Vermittlung von Gesundheitswissen und Selbsthilfemaßnahmen spezialisiert. Sie hat zahlreiche Ratgeber und Patienteninformationen geschrieben und über die Pionierinnen der Naturheilkunde geforscht. An der DHGS (Deutsche Hochschule für Gesundheit und Sport) baut sie den Studiengang Medizinpädagogik auf.

## Die Buchreihe *Was tun bei ...* im KVC Verlag

*Alkoholabhängigkeit* – Homöopathie und Komplementärmedizin

*Bluthochdruck* – Mind-Body-Medizin und Naturheilkunde

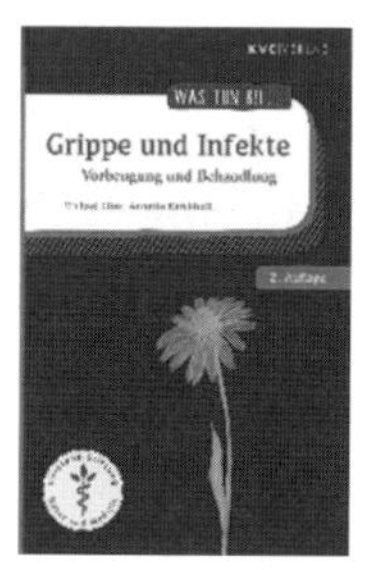


*Colitis ulcerosa und Morbus Crohn* – Naturheilkunde und Integrative Medizin

*Demenz* – Vorbeugung und Selbsthilfe

*Depression* – Homöopathie und Komplementärmedizin

*Diagnose Krebs* – Homöopathie und Schüßler Salze

*Endometriose* – Homöopathie und Naturheilkunde

*Grauer Star und Altersweitsichtigkeit*

*Grippe und Infekte* – Vorbeugung und Selbsthilfe

*Heilfasten*

*Heuschnupfen* – Homöopathie und Naturheilkunde

*Husten* – Naturheilkundliche Selbsthilfe

*Kopfschmerzen von Kindern*

*Krebs und therapiebedingte Nebenwirkungen* – Selbsthilfestrategien und wertvolle Tipps

*Mittelohrentzündung* – Homöopathie und Naturheilkunde

*Nackenschmerzen* – Naturheilkunde und Selbsthilfe

*Nagelpilz* – Selbsthilfe und Naturheilkunde

*Nasennebenhöhlenentzündung* – Naturheilkunde und Homöopathie

*Osteoporose* – Vorbeugung und Selbsthilfe

*Parkinson* – Selbsthilfe und Komplementärmedizin

*Post-COVID* – Selbsthilfe bei postviralen Beschwerden

*Prüfungsangst* – Selbsthilfe und Naturheilkunde

*Raucherentwöhnung*

*Rheuma* – Naturheilkundliche Therapie

*Schlafstörungen* – Selbsthilfe und Schlaftypen

*Schlaganfall* – Vorbeugung und Nachbehandlung

*Schmerzen* – Akupressur, Homöopathie und Naturheilkunde

*Trauer und Verlust* – Pflanzenheilkunde und Homöopathie

*Trockene Augen* – Naturheilkundliche Selbsthilfe

*Wechseljahresbeschwerden*

*Wundheilung nach Operationen*

**NATUR UND MEDIZIN e. V. – Eine starke Gemeinschaft**

Ob Pflanzenheilkunde, Homöopathie oder Blutegeltherapie – die Komplementärmedizin ist sehr vielseitig.

NATUR UND MEDIZIN und seine Mitglieder unterstützen die Carstens-Stiftung in ihrem Auftrag, die Naturheilkunde und Homöopathie wissenschaftlich zu erforschen. Das Ziel ist eine integrative Medizin, in der moderne Erkenntnisse und traditionelles Wissen, Hochschulmedizin und Naturheilkunde keine Gegensätze, sondern gleichberechtige Akteure sind.

Der Auftrag von NATUR UND MEDIZIN ist es, die Bevölkerung fundiert über Nutzen und Anwendung von Naturheilkunde und Homöopathie zu informieren, so dass immer mehr Menschen davon profitieren können. Ein exklusives Ratgeberangebot nur für Mitglieder und Bücher aus dem eigenen Verlag liefern ausführliche Informationen.

Helfen Sie mit, Naturheilkunde und Homöopathie zu fördern und zu erhalten!
Mit Ihren Mitgliedsbeiträgen, Buchkäufen und Spenden finanziert NATUR UND MEDIZIN wichtige Forschungsprojekte, bezieht Stellung und berät Patienten unabhängig.
Werden Sie Mitglied, spenden Sie für die Komplementärmedizin, empfehlen Sie uns weiter!